Doc Childre

Die Herzintelligenz entdecken

Das Sofortprogramm in fünf Schritten

Reihe: HeartMath – HerzIntelligenz

VAK

VAK Verlags GmbH
Kirchzarten bei Freiburg

Titel der amerikanischen Originalausgabe:
FREEZE-FRAME®. One Minute Stress Management.
A Scientifically Proven Technique for Clear Decision Making and Improved Health

Erschienen bei: Planetary Publications, Boulder Creek, California 95006, USA
ISBN 1–87905242–3

Die Deutsche Bibliothek – CIP-Einheitsaufnahme
Childre, Doc:
Die Herzintelligenz entdecken: Das Sofortprogramm in fünf Schritten / Doc Childre. [Übers.: Isolde Seidel] – Kirchzarten bei Freiburg: VAK Verlags GmbH, 1999
(Heartmath, Herzintelligenz)
Einheitssacht.: Freeze-Frame
ISBN 3-932098-49-8

Übersetzung: Isolde Seidel
Lektorat: Monika Radecki
Umschlag: Hugo Waschkowski
Herstellung: Clausen & Bosse, Leck
Printed in Germany
ISBN 3-932098-49-8

Inhaltsverzeichnis

Stimmen zur Originalausgabe

„(…) der Vorteil der Freeze-Frame®-Übung besteht darin, daß sie sofort wirkt – in der Streßsituation.“ (*Vogue*)

[Freeze-Frame ist eine zentrale Technik der Methode HeartMath – HerzIntelligenz; Freeze-Frame bedeutet etwa „den gewohnten Rahmen einfrieren“; sprich: *Fri:z Freim* und *Ha:rt Mæß*; Anm. d. Vlg.]

„Ich stellte überrascht fest, wie wirkungsvoll die Freeze-Frame-Technik in unangenehmen Situationen ist (…). Sie hilft, ruhig, aufmerksam und glücklich ‚in die Schlacht zu gehen‘.“ (*Men’s Fitness*)

„Diese Techniken wirkten sich erstaunlich auf die Arbeitsmoral der Angestellten aus. Vorher gaben 46 % an, sich oft erschöpft zu fühlen; nach dem Üben ging diese Zahl auf 9 % zurück. Einige bezeichneten sich sogar als freundlicher.“ (Carol Mortimer, leitende Betriebsärztin bei *Hewlett-Packard*, Großbritannien)

„Die Anwendbarkeit dieser außergewöhnlichen Freeze-Frame-Technik garantiert geradezu, daß die weitere wissenschaftliche Erforschung der Methode HeartMath – HerzIntelligenz Erkenntnisse präsentieren wird, die für die

Praxis äußerst wichtig und für die Theorie möglicherweise sehr weitreichend sein werden. Die objektive Darstellung der Freeze-Frame-Interventionen bei psychischem und körperlichem Streß ist eine bahnbrechende Leistung.“ (Dr. Gerhard Werner, früherer Dekan der medizinischen Fakultät an der Universität von Pittsburgh, früherer stellvertretender Generalstabschef, Vizeadmiral der medizinischen Abteilung)

„Zu den möglichen Vorteilen, wenn man die HeartMath – HerzIntelligenz-Techniken ernsthaft praktiziert, gehören eine verbesserte Herz-Kreislauffunktion, niedrigerer Blutdruck, stärkere Gelassenheit, ein Rückgang streßbedingter psychosomatischer Symptome, größere emotionale Stabilität, Befreiung von der Tyrannei und den schädlichen Folgen für die Gesundheit, die von chronischem Ärger und Feindseligkeit ausgehen, und – meiner Erfahrung nach – weniger körperlicher Schmerz.“ (Dr. Bruce N. Eimer, klinischer Psychologe, Autor des Buches *Pain Management Psychotherapy: A Practical Guide*)

„Der Freeze-Frame-Fünfschritt hilft den Patienten, mit dem Streß aufgrund von Umwelteinflüssen umzugehen und ihr autonomes Nervensystem ins Gleichgewicht zu bringen. Das Feedback der Patienten auf die Methode ist sehr positiv.“ (Dr. Roy Fox, Direktor der *Nova Scotia Environmental Health Clinic*)

„Bei der weltweiten Videokonferenz *National Semiconductor* mußte ich die Planungssitzung eines komplexen internationalen Teams koordinieren. Die Ergebnisse beim Anwenden von Freeze-Frame waren absolut phänomenal. Wir beendeten unsere Sitzung mit dem Wissen, daß wir in zwei Tagen das erreicht haben, was ohne diese Methode Monate hätte dauern können." (Judith Hamilton, Beraterin für Videokonferenzen)

„(...) die wertvollste, effektivste und vor allem nützlichste Einzelmethode, weil die Menschen sie im entscheidenden Augenblick anwenden können." (Dr. med. Richard Podell)

„(...) bahnbrechende Methode, die den Einzelnen menschlicher, effizienter und ausgeglichener macht." (Joseph Rende, stellvertretender Direktor der *Educational Services for Global Research and Development*, *Young Presidents Organization*)

„Meine Erfahrung mit dem FREEZE-FRAME-Übungsprogramm, welches ich anwandte, um meine Angst vor dem TV-Auftritt in den Griff zu bekommen, war auch erhellend. (...) Als ich auf mein Stichwort wartete (...), befolgte ich die FREEZE-FRAME-Anweisungen. (...) [Meine Angst] ging bis an die Schwelle meines Bewußtseins zurück, als ob ich tatsächlich eine imaginäre Linie in den Sand meines Bewußtseins gezogen hätte (...). Am Ende des Interviews fühlte ich mich richtig wohl." (Teilnehmer der amerikanischen Sendung *Country Living's Healthy Living*)

Danksagungen

Dieses Buch *Die Herzintelligenz entdecken. Das Sofortprogramm in fünf Schritten* enthält Beiträge vieler Freunde, Klienten und Anhänger. Bedanken möchte ich mich bei Donna Beech dafür, daß sie mir half, neues Material zusammenzutragen und zu gestalten und für ihre Anregungen für das Design. Danke an Dr. Alan Watkins, daß er das Manuskript las und wertvolle Anregungen gab. Verschiedene medizinische Fachleute steuerten unschätzbare Tips und Erfahrungen mit der im Buch beschriebenen Technik FREEZE-FRAME® bei: Dr. Pam Aasen, Dr. Joseph McCaffrey, Dr. Jeffrey Stevens, Dr. Greg Quinn, Dr. Bruce Wilson, Dr. Anne Berlin und Dr. Richard Podell. Viele Menschen waren bereit, uns mitzuteilen, wie sich der FREEZE-FRAME-Fünfschritt auf ihre Gesundheit auswirkte. Vielen Dank für die Hunderte von Geschichten, die wir nicht abdrucken, und für die, die wir abdrucken: Patricia Chapman, Hobart Johnson, Joseph Chilton Pearce und Patrick Jacobs. Einige Klienten und Freunde steuerten Geschichten bei, die die Veränderung verdeutlichen, die Menschen beim Üben der Technik erleben: Vivian Wright, Victoria Hubbell, Lorie Russell, Emily Pendleton, Phyllis Gagnier, Lynn Marriot, Dennis Kelly, Jan Dawson und Vicki Thomasino. Danke auch an Rollin McCraty, der uns half, das Wissenschaftskapitel auf den neuesten Stand zu bringen, und an Sibyl Cryer vom amerikanischen Verlag *Planetary*, die das Projekt beaufsichtigte und organisierte.

Vorwort

(...) es gibt einen eindeutigen Unterschied zwischen der FREEZE-FRAME-Übung und anderen Techniken. FREEZE-FRAME nutzt die Kraft und die Intelligenz des Herzens, um die Wahrnehmung des Augenblicks umzuschalten und unseren Körper und unser Gehirn ins Gleichgewicht und in Harmonie zu bringen.

Die FREEZE-FRAME-Technik [die zentrale Übung der Methode HEARTMATH – HERZINTELLIGENZ; zu deutsch etwa „den gewohnten Rahmen einfrieren"; sprich: *Fri:z Freim* und *Ha:rt Mæß*; Anm. d. Vlg.] hat das Leben von vielen Menschen unglaublich verändert, seit sie 1994 in der ersten Auflage der amerikanischen Ausgabe dieses Buches vorgestellt wurde. Mit nur fünf einfachen Schritten waren ihre Wirksamkeit und ihre eindrucksvollen Erfolgsrekorde für manche überraschend.

Weil die Technik so einfach ist, waren einige sehr über die Information erstaunt, daß FREEZE-FRAME in vielen der weltweit größten Firmen und an 35 Stützpunkten der *US-Army* gelehrt wird, daß Ärzte sie empfehlen, daß sie Konfliktsituationen bei Schulkindern erfolgreich verringert und daß sich mit ihr die Schulleistungen der Kinder steigern. Manche fanden es einfach schwierig, den FREEZE-FRAME-Fünfschritt allzu ernst zu nehmen. Oberflächlich wirkte die Technik ein wenig wie eine nette, kleine Methode, die anderen Visualisierungsübungen und Atemtechniken zum Streßabbau sehr ähnlich war.

Die genannten Techniken können sehr nützlich sein, doch es besteht ein eindeutiger Unterschied zwischen dem FREEZE-FRAME-Übungsprogramm und anderen Techniken. FREEZE-FRAME nutzt die Kraft und Intelligenz des Herzens, um unsere Wahrnehmung des Augenblicks umzuschalten und so unseren Körper und unser Gehirn ins Gleichgewicht und in Harmonie zu bringen.

Die Wirkung von FREEZE-FRAME trat aufgrund intensiver medizinischer Forschung zutage. Wissenschaftler am Institut für HeartMath (*Institute of HeartMath*; IHM) führten zahlreiche Studien durch, um die physiologischen Auswirkungen beim Üben von FREEZE-FRAME zu untersuchen. Wenn Menschen diese Technik anwenden, so stellten die Wissenschaftler fest, ändert sich ihr Herzrhythmus, ihr Nervensystem wird ausgeglichener, und als Ergebnis davon kommt es zu heilsamen Veränderungen in ihrem Hormonhaushalt und Immunsystem. Diese physiologischen Veränderungen ergeben eine bemerkenswerte Veränderung in ihrem Denken und Fühlen.

Diese erstaunlichen Entdeckungen führten zu öffentlicher Forschung und einer zunehmenden Akzeptanz bei Ärzten. Die wissenschaftlichen Studien des HeartMath-Instituts wurden weltweit auf bedeutenden medizinischen und wissenschaftlichen Konferenzen vorgestellt und in führenden medizinischen Fachzeitschriften veröffentlicht, wie in *The American Journal of Cardiology*, *The American College of Cardiology*, *Stress Medicine* und *Journal for the Advancement of Medicine*.

Kardiologen, Psychiater, Psychologen und andere Ärzte waren fasziniert, eine wirkungsvolle Technik zu finden, die, von glaubwürdiger Wissenschaft bestätigt, den Patientinnen und Patienten hilft, ihre Wahrnehmungen, ihr Verhalten allgemein und ihre Gesundheit zu verbessern.

Der Kardiologe Dr. T. Gregory Quinn (Oakland, Kalifornien, USA) bringt eine häufige Reaktion von Medizinern zum Ausdruck, wenn er sagt: „Es gibt nicht viele Interventionen ohne Risiko. Aber dies ist eine mit tiefgreifender Wirkung. Die Auswirkungen sind enorm. 80 % der Herzpatienten glauben, daß Streß erheblich zu ihrer Erkrankung beiträgt. Es war immer frustrierend, daß wir ihnen bisher nicht viel anbieten konnten. Jetzt schon."

Das FREEZE-FRAME-Sofortprogramm wurde ein Kernstück in den HEARTMATH – HERZINTELLIGENZ-Ausbildungen, und bald darauf wandten Tausende von Menschen in amerikanischen Firmen, Behörden, Schulen und Krankenhäusern die Technik an und profitierten sehr davon. In Unternehmen fanden Menschen FREEZE-FRAME überaus nützlich, nicht nur, weil es die Gesundheit verbesserte und Streß abbaute, sondern auch, weil sie bessere Entscheidungen treffen konnten, kreativer wurden und ausgeglichener mit anderen Menschen kommunizieren und umgehen konnten. Noch mehr Menschen lernten FREEZE-FRAME über ein Video, ein Hörbuch und verschiedene Lernprogramme kennen. Heute haben Tausende von Menschen auf der ganzen Welt FREEZE-FRAME zu einem Teil ihres Lebens gemacht.

Durch die (auch in deutsch) publizierten Forschungsergebnisse und Berichte über den erfolgreichen Einsatz von FREEZE-FRAME ließen sich viele Medien von dieser einfachen Technik faszinieren, die eindeutig Menschen in so vielerlei Hinsicht hilft. Hunderte von Fernsehsendungen, Zeitschriften, Zeitungen und Radiosendungen in Nordamerika und Großbritannien haben mittlerweile über FREEZE-FRAME berichtet und geschrieben, und das Interesse wächst weiter. Unserer Meinung nach war es an der Zeit, dieses Buch in dieser aktualisierten Fassung herauszubringen, um all das mitzuteilen, was sich rund um FREEZE-FRAME ereignet hat, und um die wissenschaftliche Information auf den neuesten Stand zu bringen, die den Unterbau dieser Technik darstellt. Doc Childre überarbeitete auch einige Teile des ursprünglichen Textes, und das Buch bekam ein neues, übersichtlicheres Gesicht. Wir haben zudem neue Berichte zahlreicher Menschen aufgenommen, die die FREEZE-FRAME-Herzintelligenzübung anwenden. Diese Berichte sollen keine Werbung sein oder Sie davon überzeugen, daß die Technik funktioniert. Sie sollen vielmehr als Beispiele dienen, wie Sie FREEZE-FRAME in Ihrem Leben anwenden können.

Genießen Sie *Die Herzintelligenz entdecken. Das Sofortprogramm in fünf Schritten* und werden Sie Ihr eigener „Selbst-Erforscher“. Damit meine ich: Lesen Sie über und lernen Sie FREEZE-FRAME, und wenden Sie dann die Technik aufgeschlossen an. Hoffentlich werden Sie, wie andere, einen bemerkenswerten Nutzen daraus ziehen, diese fünf einfachen Schritte anzuwenden, um Entscheidungen zu treffen, Probleme zu lösen, Streß zu reduzieren und Ihre Gesundheit zu verbessern.

(Howard Martin, Präsident der *Planetary LLC*)

Einleitung

Die Wissenschaft hat nachgewiesen, daß uns Streß teuer zu stehen kommt. *Es gibt eine Hoffnung*, denn es gibt eine Alternative zu Streß. Neuere wissenschaftliche Untersuchungen beweisen, daß Sie nicht nur lernen können, mit Streß umzugehen, sondern daß sie ihn schon vor seinem Auftreten großenteils verhindern können. Der Schlüssel dafür liegt in Ihrem *Herzen*.

Druck baut sich auf. Sie sind so am Dampfen, daß Ihr Pegel bereits im roten Bereich ist und Sie kurz vor dem Ausrasten sind. Heute kam eins zum anderen; Sie können einfach nicht mehr. Sie müssen weg von hier – am Strand spazierengehen, in den Bergen wandern oder aufs Land fahren.

Sobald Sie ‚alles' hinter sich gelassen haben, spüren Sie, wie Sie sich allmählich beruhigen und ein wenig Dampf ablassen. Ihr rasender Verstand wird langsamer und arbeitet mit einer vernünftigen Geschwindigkeit. Sie betrachten die Landschaft und fühlen sich beruhigt und gelassen. Sie denken an Ihren letzten Urlaub – Sie fühlten sich entspannt und voll Energie. Durch diese friedliche Erinnerung erleben Sie ein Umschalten in Ihrer Wahrnehmung.

Während Sie sich unter dem enormen Druck fühlten, schien es keinen Ausweg zu geben; aber jetzt, in diesem entspannten Zustand, erscheint alles halb so schlimm. Ja, einige kreative Lösungen, an die Sie vorher nicht gedacht hatten, erscheinen plötzlich wie greifbare Möglichkeiten. Sie merken, wie viel produktiver, kreativer und gesünder Sie wären, wenn Sie diese Klarheit und diese Einsicht den ganzen Tag über hätten – *sogar in Momenten von akutem Streß.*

Bis vor kurzem war das vielleicht nur Wunschdenken, aber seit das FREEZE-FRAME-Übungsprogramm erstmals vorgestellt wurde, haben Tausende von Menschen eben dies erlebt – einen Zustand gleichmäßig hoher Lebensqualität, innere Ausgeglichenheit und weniger Streß.

Die Welt ist mittlerweile wie ein Schnellkochtopf; der Streß nimmt täglich zu. Ein Forscher stellte fest, daß das Leben heute 44 % schwieriger ist als 1964. Es ist schwierig, heutzutage Streß zu ignorieren, besonders wenn Berichte in den Medien den Einzelnen ständig daran erinnern, wie erschreckend und hart das Leben ist – Gewalt, Drogen, Überschwemmungen, Erdbeben, ein zerfallendes Erziehungswesen, wirtschaftliche Turbulenzen und die Herausforderung der Globalisierung. Ihr Verstand und Ihre Emotionen werden täglich mit Informationen bombardiert, die die Vorstellung, wie gestreßt Sie sich fühlen *sollten*, noch verstärkt. Sogar Statistiken können Streß auslösen:

- 75 % bis 90 % aller Menschen in den USA, die zum Arzt gehen, tun dies heute aufgrund von Krankheiten, die mit Streß zusammenhängen.[1]
- Streß am Arbeitsplatz ist mittlerweile „die Krankheit des 20. Jahrhunderts“ und gilt als weltweite Epidemie.[2]
- 1990 war Depression die vierthäufigste Ursache von Erkrankungen; im Jahr 2020 wird sie die führende sein.[3]
- Die Anzahl der Arbeitnehmer, die sich stark gestreßt fühlen, hat sich seit 1985 verdoppelt.[4]

- 61 % aller Befragten in den USA, in Großbritannien, Irland, Deutschland, Singapur und Hongkong glauben, daß sie an ihrem Arbeitsplatz mit Informationen überschüttet werden, und 80 % sagen, daß sich die Situation noch verschlimmern wird.[5]
- „Karoshi" (Tod durch Überarbeitung) soll nach Aussagen japanischer Gesundheitsfachleute jährlich 30000 Menschen das Leben kosten.[6]
- Akuter Streß („Kampf oder Flucht"-Reaktion oder einschneidende Lebensereignisse) und chronischer Streß (die Häufung von geringerem, täglichem Streß) können beide langfristige Auswirkungen haben.[7]
- 80 % aller ernstlichen Erkrankungen und aller empfundenen Krankheiten (im Englischen „disease" und „illness"; „disease" bezeichnet die ‚objektive' Krankheit, während „illness" das subjektive Krankheitsgefühl beschreibt; Anm. d. Vlg.) in den USA werden durch Streß hervorgerufen oder verschlimmert.[8]

Wissenschaftler haben gezeigt, daß Streß uns teuer zu stehen kommt. Eine Langzeitstudie über 20 Jahre, die von der medizinischen Fakultät der Londoner Universität durchgeführt wurde, stellte fest, daß mentale und emotionale Reaktionen auf unbewältigten Streß einen höheren Risikofaktor für Krebs und Herzerkrankungen darstellen als Zigarettenrauchen oder cholesterinreiche Nahrung.

Was machen Sie also mit der wachsenden Liste der Dinge, wegen denen Sie sich gestreßt fühlen? Packen Sie Ihre Zelte zusammen und gehen Sie nach Hause? Kündigen Sie bei Ihrem Chef und gehen nicht mehr zur Arbeit? Verkaufen Sie Ihr Auto, damit Sie nichts mehr mit dem Berufsverkehr zu tun haben?

Die zentrale Botschaft dieses Buches ist: *Es gibt Hoffnung*, denn es gibt eine Alternative zu Streß. Neuere wissenschaftliche Untersuchungen beweisen, daß Sie nicht nur lernen können, mit Streß umzugehen, sondern auch, ihn großenteils im voraus zu verhindern. Der Schlüssel liegt in Ihrem Herzen. Wenn Sie lernen, Streßreaktionen zu *verhindern*, sparen Sie ungeheuer viel Energie – Energie, die Sie dann für kreative Vorhaben und für erfüllende Beziehungen verwenden können, dafür, Familienprobleme zu lösen, effektivere Entscheidungen zu treffen und mehr Spaß zu haben.

Das FREEZE-FRAME-Sofortprogramm ist auch ein machtvolles Werkzeug für Kreativität, Innovation und Problemlösung. Kreatives Denken ist heute eine unentbehrliche Fertigkeit, um mit der zunehmenden Komplexität des Lebens, der Datenflut und dem Zeitdruck umzugehen. Es ist entscheidend, das Gesamtbild vor Augen zu haben, innovativ zu sein und sich an die Veränderungen in der Welt anzupassen. Über den Tellerrand hinaus zu blicken, ist mittlerweile für Erfolg im Berufsleben, in der Wissenschaft oder bei jedem kreativen Unternehmen erforderlich. Dies erfordert eine neue Form von Flexibilität: Treten Sie von Ihrem Gefühl der Überforderung oder Überwältigung zurück, und schalten Sie von einem digital-logischen mentalen Prozeß auf die intuitive Intelligenz des Herzens um.

Heißt das, daß der Chef aufhört, so viele Forderungen an Sie zu stellen, oder daß die Firma ihre Entscheidung rückgängig macht, 10 % der Belegschaft zu entlassen, oder daß sich Ihre Kinder in perfekte Engel verwandeln, wenn Sie die Technik FREEZE-FRAME lernen? FREEZE-FRAME ist keine schnell wirksame Patentlösung für all Ihre Probleme. Es ist jedoch eine Technik, die unnötigen Streß rasch abbauen kann. Manches wird sich schneller ändern als anderes, aber womit auch immer das Leben Sie konfrontiert, Sie werden über mehr Kraft, Flexibilität, gesunden Menschenverstand und Einsicht verfügen, um mit all dem intelligent umzugehen.

Wie Sie an vielen Geschichten und Fallbeispielen in diesem Buch immer wieder sehen werden, können diese Veränderungen tiefgreifende Auswirkungen auf Ihre Gesundheit, Ihre Produktivität, den Spaß in Ihrer Familie, die Kohärenz Ihrer Firma und ein intelligenteres gesellschaftliches Umfeld haben.

FREEZE-FRAME ist die zentrale Methode im HEARTMATH®-System – die Methode, mit der Sie Ihre Herzintelligenz entdecken können. Wenn Sie diese Technik lernen, können Sie klarere Entscheidungen treffen und Ihre Gesundheit verbessern. Sie werden lernen, wie und wann Sie auf Ihr Herz hören können, um Ihre intuitive Intelligenz stärker zum Zuge kommen zu lassen. Sie werden in diesem Buch von Menschen erfahren, die ihre Lebensqualität transformiert haben, und von Unternehmen, die kreativer funktionieren. Und wenn Sie das nächste Mal merken, daß der Druck steigt – und es keinen Ausweg gibt –, haben Sie eine Alternative zum Streß. Ich ermuntere Sie, sie auszuprobieren. Sie dauert nur eine Minute – das ist ein geringer Aufwand für eine Lebensqualität mit viel weniger Streß.

Kapitel 1

Das Monster Streß bezwingen

Kapitelüberblick

- Ein typischer Streßtag
- Der Preis, den wir für Streß zahlen
- Auf die Wahrnehmung kommt es an
- Der Zweck der FREEZE-FRAME-Übung

„Das Herz ist unter üblen Druck geraten. Man hat ihm allerhand Sentimentalität angedichtet, doch es ist das wichtigste Kraftwerk des Körpers. Wenn wir in einem positiven emotionalen Zustand sind, kann das Herz die Schlüsselrolle dabei spielen, den ganzen menschlichen Körper ins Gleichgewicht zu bringen, und so auch anderen Organen helfen, harmonisch zusammenzuarbeiten."
(Dr. Alan Watkins, Autor des Buches *Mind-Body Medicine*)

Es war für Nick ein ganz normaler Tag im Büro. Zu viele Unterbrechungen. Eine Besprechung, die länger dauerte als geplant. Eine zusätzliche 14tägige Verzögerung bei der Veröffentlichung eines wichtigen Produkts. Er holt seine Tochter Tracy von der Schule ab und ist schon spät dran; die Ereignisse des Tages gehen ihm durch den Kopf. Der Tag war eigentlich nicht schlimm, nur das übliche Gehetze, der übliche Streß, die übliche Anspannung. Auf dem Weg zur Autobahn sieht er mehr rote Rücklichter als sonst. „Verdammt! Ich komme wirklich zu spät zu Tracy."

Nick sieht, daß zwei Fahrspuren wegen Ausbesserungsarbeiten gesperrt sind. Sein Verstand und seine Gefühle drehen vor lauter Frustration fast durch. Da fallen Nick all die unerledigten Dinge bei seiner Arbeit ein, die seinen Frust noch verstärken und eine Reihe physiologischer Veränderungen in seinem Körper auslösen. Ohne daß er sich dessen bewußt ist, setzt seine emotionale Reaktion große Mengen von Adrenalin und das Streßhormon Kortisol in den Blutkreislauf frei.

Jetzt ist Nicks Streßreaktion voll im Gange. Wenn das Adrenalin in sein Herz gelangt, beginnt das Herz stärker zu schlagen. Eine leise Stimme fordert ihn auf, sich zu entspannen („Der Verkehr geht erst wieder weiter, wenn es eben weitergeht."), aber er ignoriert die Stimme; sein Frust entwickelt sich zu Groll.

Das überschüssige Adrenalin und Kortisol drosseln sein Immunsystem – keine gute Lösung bei Streß. Der Teil seines Nervensystems, der normalerweise sein Herz beruhigt hätte, hat ebenfalls die Arbeit eingestellt, deshalb pumpt sein Herz Blut in den Körper, als ginge es um Leben und Tod – das ist mehr Blut, als er je in einem Stau bräuchte. Er erlebt noch andere Nebenwirkungen: feuchte Hände und beschleunigter Atem. All diese Körperreaktionen schicken Meldungen an das Gehirn zurück, die den Eindruck der Gefahr noch verstärken – und die die leise Stimme, die ihn auffordert, sich zu entspannen, völlig übertönen.

Mittlerweile hat sich Nick schon ganz in einer Opferhaltung ergeben: „Was für ein bescheuerter Tag! Wann sind sie endlich mit den Bauarbeiten hier fertig? Warum kann meine Frau nicht Tracy abholen?" Das Adrenalin, das immer noch reichlich vorhanden ist, hat noch eine weitere verborgene Wirkung. Es sorgt dafür, daß Fettzellen in seinen Blutkreislauf ausgeschüttet werden – diese Extraportion Energie hätte er im wirklichen Notfall gebraucht. Es gibt aber keinen Notfall. Ohne daß Nick es merkt, baut seine Leber Fett in Cholesterin um. Das bleibt an einem Kratzer hängen, der eben in seiner Koronararterie entstand. Etwas davon bleibt an der Arterienwand selbst hängen.[1]

Genau in diesem Moment setzt sich der Verkehr in Bewegung; Nick seufzt tief vor Erleichterung. Aber der Schaden ist angerichtet. Ausgelaugt und gereizt tritt er das Gaspedal durch, rast zur Schule seiner Tochter und wäre fast einem Lkw in die Seite gefahren, dessen Fahrer ihn rasch wissen läßt, was er von Nicks Fahrstil hält. Nick kommt endlich an der Schule an, wo eine ungeduldige Tracy schon in der Telefonzelle herauszufinden versucht, wo ihr Vater bleibt.

Dieses überaus bekannte Szenario spielt sich mit kleinen Abweichungen weltweit jeden Tag ab. Einige Ereignisse sind außerhalb von Nicks Kontrolle, doch seine Reaktionen hätten ganz anders aussehen können.

Wenn Nick seine emotionalen Reaktionen auf diese Ereignisse im Griff hätte, hätte er die Verschlechterung seiner Stimmung, seiner Gesundheit und seines Familienlebens vermeiden können. Der Verkehr wäre nicht schneller geflossen – er wäre vielleicht nicht früher zu Tracys Schule gekommen, aber er hätte seinen *inneren* Verkehrsstau lindern und sich selbst Energieverlust ersparen können, ebenso die negativen Folgen für seine Gesundheit und sein Wohlbefinden.

Der Preis, den wir für Streß zahlen

Streß regt die dauernde Ausschüttung der Hormone Adrenalin, Noradrenalin und Kortisol an, die dem Körper letztlich zusetzen wie ständiger saurer Nieselregen der Umwelt. Unkontrollierter chronischer Streß kann uns – in Verbindung mit einer feindseligen, ärgerlichen und depressiven Haltung – krankmachen und letztlich töten. Hier sind einige Ergebnisse neuester Untersuchungen:

Herzerkrankungen:

- Nach einer Untersuchung der *Mayo Clinic* war bei Menschen mit einer Herzerkrankung psychischer Streß das stärkste Anzeichen eines bevorstehenden Herzanfalls, wie zum Beispiel akutes Herzversagen, Herzstillstand und Herzinfarkt.[2]
- Bei Personen, die stark belastet (gestreßt) sind, ist die Wahrscheinlichkeit am höchsten, daß sie eine Herz-Kreislauf-Erkrankung entwickeln; ihre körperlichen und mentalen Funktionen lassen deutlich häufiger nach.[3]
- Eine Studie der *Harvard Medical School* mit 1623 Patienten, die einen Herzinfarkt überlebten, stellte fest, daß das Risiko eines Zweitinfarkts bei Personen, die sich bei emotionalen Konflikten sehr ärgerten, doppelt so hoch war wie bei Personen, die ruhig blieben.[4]
- Eine Langzeitstudie über 20 Jahre mit mehr als 1700 älteren Männern, die von der *Harvard School of Public Health* durchgeführt wurde, fand heraus, daß Sorgen über soziale Zustände, über die eigene Gesundheit und die persönlichen Finanzen das Risiko einer koronaren Herzerkrankung deutlich erhöhten.[5]
- Herzerkrankungen können bei mehr als der Hälfte der Fälle nicht mit Standardrisikofaktoren (wie hohes Cholesterin, Rauchen oder sitzende Lebensweise) erklärt werden.[6]
- Herzerkrankungen, Schlaganfall und andere Kreislauferkrankungen zusammen sind jährlich weltweit für über 15 Millionen Menschen die Todesursache oder machen 30 % aller Todesfälle aus.[7]

- Seit 1984 sind jedes Jahr mehr Frauen als Männer an Herz-Kreislauf-Erkrankungen gestorben.[8]
- Herzerkrankungen führen die Liste der Todesursachen in jeder Industriegesellschaft über die letzten 30 bis 40 Jahre an. Die Gesamtkosten für Herz-Kreislauf-Erkrankungen in den Vereinigten Staaten beliefen sich 1998 auf 274,2 Milliarden Dollar (geschätzter Wert). Das sind 15 Milliarden mehr als 1997.[8]

Bluthochdruck (anhaltend erhöhter Blutdruck):

- Schätzungsweise 691 Millionen Menschen haben weltweit erhöhten Blutdruck.[9]
- Ungefähr 60 Millionen Amerikaner leiden unter Bluthochdruck.[8]
- Personen, die sich als ängstlich oder depressiv bezeichnen, entwickeln zwei- bis dreimal so häufig Bluthochdruck wie gelassene, glückliche Menschen.[10]

Tod:

- Drei Langzeitstudien über zehn Jahre kamen zu dem Schluß, daß emotionaler Streß deutlicher als Faktor bei Tod durch Krebs und Herz-Kreislauf-Erkrankungen nachzuweisen ist als Rauchen; Menschen, die nicht wirksam mit Streß umgehen konnten, hatten ein 40 % höheres Risiko bei den genannten Todesursachen als Nicht-Gestreßte.[11]
- Plötzlicher Herztod tritt bis zu sechsmal häufiger bei Männern auf, die über starke Ängste klagen, als bei Ruhigeren.[12]
- Die Todesrate pro 100000 Frauen mit Herzerkrankungen ist dreimal höher als die Todesrate von Frauen mit Brustkrebs (die Erkrankung, die Frauen am meisten fürchten).[8]

Auf die Wahrnehmung kommt es an

Forschungen am HeartMath-Institut haben gezeigt, daß das Ausmaß an Streß, das man empfindet, stärker von der eigenen Wahrnehmung einer Person, eines Ortes oder Ereignisses abhängt, als vom Geschehen selbst.

Ein Beispiel: Nach dem Erdbeben von 1989 im Norden Kaliforniens mit der Stärke 7,1 auf der Richterskala reagierten die Überlebenden sehr unterschiedlich. Ihre Reaktionen waren unabhängig vom Ausmaß ihres Verlustes. Im darauffolgenden Jahr zogen viele Menschen aus dem Bundesstaat weg, weil sie beschlossen hatten, so eine schreckliche Erfahrung nie mehr zu machen. Andere brauchten eine Psychotherapie, um sich schneller von ihrem Trauma zu erholen.

Doch es gab auch solche, die ihre Häuser verloren hatten, sich jedoch schnell mit der Erfahrung arrangierten. Sie brachten sogar ihre Wertschätzung darüber zum Ausdruck, daß Fremde zur Familie geworden waren, daß Nachbarn einander halfen und daß man das Leben so annehmen konnte, wie es war.

Naturkatastrophen sind dramatisch, doch unerwartete Veränderungen jeder Art können Streß darstellen. Einschneidende Lebensveränderungen – wie Heirat, Scheidung, Wechsel des Arbeitsplatzes oder des Wohnorts oder wie solche Situationen, wenn zum Beispiel die Kinder das Haus verlassen – testen Ihre Anpassungsfähigkeit und Flexibilität. Ihre Fähigkeit, rasch wieder auf die Beine zu kommen, die Teile aufzusammeln und weiterzuleben, hängt unmittelbar mit Ihrer Wahrnehmung der Ereignisse zusammen. Die, die sich am schnellsten und besten erholen, sind diejenigen, die merken, daß sie die Geschehnisse nicht ändern können, ob ihnen das nun gefällt oder nicht. Sie passen sich mit ihrem gesunden Menschenverstand an und kehren so schnell wie möglich wieder zur Tagesordnung zurück.

Die FREEZE-FRAME-Technik zu lernen heißt zu verstehen, wie wir unsere Wahrnehmung so wählen können, daß sie möglichst gesundheitsfördernd und nützlich ist, daß wir das ‚größere Ganze' sehen können und daß wir neue, kreative Wahlmöglichkeiten und Optionen bekommen.

Der Zweck der FREEZE-FRAME-Übung

Wie komme ich zu einem Namen wie „FREEZE-FRAME" (deutsch etwa „den gewohnten Rahmen einfrieren")? Wenn Sie einen Film anschauen, sehen Sie in Wirklichkeit eine Reihe von Standbildern auf Film, die rasch an der Lichtquelle des Projektors vorbeilaufen. Das Leben kann oft wie ein Film im Zeitraffer erscheinen, der immer schneller läuft, ohne daß wir wissen, wie wir ihn bremsen können. Die *Wahl* Ihrer Reaktion auf jeden Moment des Lebensfilms bestimmt, wie Sie das nächste Bild und wieder das nächste sehen und wie Sie sich letztlich am Ende des Films fühlen. Wenn Sie mental oder emotional – mit Frustration, Angst oder Unentschlossenheit – auf das Leben reagieren, schütten Sie Streßhormone in Ihren Körper aus, die Sie selbst vergiften, Ihre Energie rauben und Ihre Wahrnehmung verzerren. Folgerichtig ist Ihre nächste Wahl vielleicht nicht die beste. Die FREEZE-FRAME-Herzintelligenzübung anzuwenden verbessert Ihre Fähigkeit, jeden Moment Ihre Reaktion auf den Film zu stoppen, sich eine Auszeit zu nehmen und klarer wahrzunehmen, wie Sie sich an die Geschehnisse auf der ‚Leinwand' anpassen können. Statt sich selbst zu vergiften, gewinnen Sie Selbstsicherheit (im Englischen ist diese Aussage ein Wortspiel aus „self-poisoning“ und „self-poise“; Anm. d. Vlg.). Jeder kann das.

Früher hat man Ihnen vielleicht gesagt: „Halte inne und zähle bis zehn!“ oder „Denk positiv!“ Heute hören Sie vielleicht: „Bleib cool!“ Bis zehn zählen kann Ihnen helfen, sich einen Moment lang abzuregen, aber das ändert nichts an Ihrer Wahrnehmung der Person oder der Situation. Aller Wahrscheinlichkeit nach sind Sie bei elf wieder in der gleichen Gefühlsspirale gefangen.

Oft ziehen sich Menschen an einen stillen Ort zurück, spazieren am Strand entlang oder gehen Joggen, wenn Sie Klarheit brauchen. Auch das ist ein willkommener Ausweg; aber auch er ist vorübergehend und oft unpraktisch. FREEZE-FRAME verändert augenblicklich und tiefgreifend Ihre Betrachtungsweise der momentanen Situation und unterbricht so den Streßkreislauf, indem es seine Ursache beseitigt. Wenn Sie mit Hilfe Ihres Herzens Ihre Wahrnehmung umschalten, kann das sofort und auf der Stelle greifen. Es ist, als ob Sie sich den Strandspaziergang in den aktuellen Augenblick zurückholen, wenn Sie sich zum Beispiel abhetzen, um eine Frist einzuhalten, oder wenn Sie in eine anstrengende Besprechung oder Auseinandersetzung begeben müssen – Sie können aber nicht weg, um abzuschalten. Trotzdem können Sie mehr Frieden und Klarheit erlangen, und zwar *jetzt*!

Haben Sie schon bemerkt, wie schnell die Ereignisse des Lebens Ihre Stimmungen verändern können? Sie können die Straße entlanggehen und sich über etwas oder jemanden ärgern. Plötzlich erregt das Lachen und die Freude eines Babys Ihre Aufmerksamkeit. Sie lächeln. Sie gehen an Ihrem Lieblingsgeschäft vorbei, entdecken, daß viele Artikel um 50 % reduziert sind, darunter auch die Lederjacke, die Sie sich ausgeguckt hatten. Ihre Stimmung ändert sich. Das Leben ist wieder in Ordnung, auch wenn Sie vorher schlechter Laune waren. Auch Ihre Hormone haben sich verändert. Sie kaufen Ihre Entdeckung und blühen regelrecht auf. Auf Ihrem Weg aus dem Geschäft nach draußen kommen Sie an Dutzenden von Fernsehgeräten, die auf einem Regal stehen, vorbei: Sie werden dort von der jüngsten Katastrophe informiert, über die vom Ort des Geschehens live berichtet wird. Und Ihre Stimmung bricht total ein. In einer solchen Situation FREEZE-FRAME anzuwenden, bietet Ihnen die Möglichkeit, sich an Ort und Stelle auf die Situation einzustellen, damit das Leben nicht mit Ihren Emotionen Achterbahn fährt.

Kinder sind emotional oft flexibler als Erwachsene. Sie können auf dem Spielplatz im einen Moment raufen und ein paar Minuten später wieder die besten Freunde sein. Erwachsene brauchen gewöhnlich viel länger, Emotionen loszulassen, weil der entwickelte, erwachsene Verstand gelernt hat, die ärgerlichen Gedanken und Gefühle immer wieder ablaufen zu lassen. Diese Gewohnheit entkräftet Menschen völlig.

Erwachsene sind oft sehr einfallsreich, wenn sie Kinder beruhigen, die sich verletzt haben oder aufgebracht sind. Sie erinnern sie vielleicht an etwas, das Spaß macht und was sie morgen unternehmen könnten, oder sie versichern ihnen, daß der Freund, der ihnen gerade das Spielzeug weggenommen hat, eigentlich ein wirklich guter Kerl ist. Das macht man, um den Kindern zu helfen, den emotionalen Streß loszulassen und sich zu beruhigen. Als Erwachsene brauchen wir eine reife Möglichkeit, um die gleiche Ruhe zu finden, zu der wir unseren Kindern verhelfen. Die FREEZE-FRAME-Technik nimmt dem Leben nicht die Würze; es gibt uns die Möglichkeit, mit uns selbst so umzugehen, daß das Angenehme noch angenehmer wird und daß wir in den Zeiten, in denen wir ‚down‘ sind, nicht so ‚down‘ sind.

Die Forschung hat gezeigt, daß die tägliche Anhäufung kleiner Stressoren Ihrer Gesundheit mehr zusetzt als die wichtigen größeren in Ihrem Leben. Wie sehr Sie von den täglichen Stressoren ausgelaugt werden, entscheidet auch, wie flexibel Sie reagieren können, wenn es zu einer wirklichen Krise kommt. Wenn Sie nicht lernen, diese Reaktionen bei ihrem Auftreten zu neutralisieren, dann werden sie immer mehr, beeinträchtigen Ihre Gesundheit und Klarheit und verschlimmern den Streß.

Wut im Straßenverkehr ist ein gutes Beispiel. Viele Menschen empfinden sich als Opfer des Verkehrs, bevor ihr Arbeitstag überhaupt begonnen hat. Der Verkehr kann dazu führen, daß Menschen sich frustriert und verärgert fühlen und voller Groll sind. Diese Gefühle können sich, wenn man sie nicht in den Griff bekommt, gefährlich anhäufen und zum Ausbruch kommen. FREEZE-FRAME verschafft Ihnen keine freie Fahrspur. Der Verkehr fließt nicht eher weiter, als er wieder fließt. Aber der FREEZE-FRAME-Fünfschritt verhindert, daß sie unnötigerweise altern, bis der Verkehr wieder fließt, die anderen Fahrer verärgern, den Verkehrsstreß speichern und ihn dann an den Menschen an Ihrem Arbeitsplatz oder zu Hause auslassen.

Der Flow-Zustand

Wirklich gute Sportler oder Tänzer können sich entspannen und sich dabei auf Ihre Tätigkeit konzentrieren – sie finden dabei einen Rhythmus und ein Gefühl des Fließens (Flow-Zustand). Das führt unweigerlich zu besseren Leistungen. Mit der FREEZE-FRAME-Technik lernen Sie genau dieses Prinzip für jede Aufgabe oder für jede mentale und emotionale Tätigkeit.

Haben Sie schon einmal ein leidenschaftliches Basketballspiel angeschaut, bei dem die Mannschaft A das Gefühl hat, gleich die Nerven zu verlieren, weil die Mannschaft B zusammenhält und das Spiel macht? Die Mannschaft A ruft nach einer Unterbrechung. Warum? Weil die Spieler wissen:

- Wenn sie das Spiel einige Minuten lang verlangsamen können, können sie klarer erkennen, was gerade los ist und besser als Team zusammenspielen.
- Sie können einige rasche Änderungen festlegen und so versuchen, in Führung zu gehen.
- Sie können sich eine Auszeit nehmen und so die verlorene Energie wieder wettmachen und auftanken.
- Sie können ihre Fassung wiedergewinnen, nachdem sie sich dem Spiel von Mannschaft B unterlegen fühlten. Der Trainer kann sie ermuntern, „alles zu geben“ und aus vollem Herzen zu spielen.

Diese gleichen Gründe, in einem Spiel eine Pause einzulegen, gelten auch jetzt in diesem Moment für Ihr Leben. Sie können alle Spieler der Mannschaft als eine einzige Energieeinheit betrachten, wie es der menschliche Körper ist. Wenn Sie sich neu gruppieren und in Ihrem Herzen FREEZE-FRAME durchführen, beginnt Ihr ganzer Körper – Ihre Drüsen, Organe und Ihr Nervensystem – als vollständige Einheit zu arbeiten und stellt Ihnen mehr Energie zur Verfügung.

Lassen Sie uns die Schritte dieses Auszeit-Prozesses im einzelnen besprechen. Falls Sie bereits eine ähnliche Technik anwenden, lesen Sie trotzdem weiter. Sie werden die wissenschaftlichen Nachweise schätzen und wahrscheinlich neue Anwendungsmöglichkeiten für diese Technik entdecken.

Kapitel 2

Die fünf Schritte der Freeze-Frame-Herzintelligenzübung

Kapitelüberblick

- Fünf einfache Schritte
- Freeze-Frame üben
- Schwierigkeiten und Tips
- Die Freeze-Frame-Übung

Fünf Minuten pro Tag können Ihnen ersparen, stundenlang unruhig, in Zugzwang und schlicht und ergreifend unproduktiv zu sein.

1. Erkennen Sie den Streß, und begegnen Sie ihm mit der Freeze-Frame-Übung. Nehmen Sie sich eine Auszeit.
2. Bemühen Sie sich aufrichtig, Ihre Aufmerksamkeit weg von Ihrem rasenden Verstand oder Ihrem Gefühlswirrwarr und statt dessen in Ihre Herzgegend zu lenken. Stellen Sie sich vor, Sie atmen mit Ihrem Herzen, und bringen Sie so Ihre Energie in diesen Bereich. Bleiben Sie mit Ihrer Aufmerksamkeit zehn Sekunden oder länger in diesem Bereich.
3. Erinnern Sie sich an ein positives, fröhliches Gefühl oder eine positive Zeit in Ihrem Leben, und versuchen Sie, dieses Gefühl oder diese Zeit noch einmal zu erleben.

4. Fragen Sie mit Hilfe Ihrer Intuition und mit Ihrem gesunden Menschenverstand aufrichtig Ihr Herz, welche Reaktion auf diese Situation angebrachter wäre, eine Reaktion, die Ihren künftigen Streß verringert.
5. Hören Sie auf die Antwort Ihres Herzens.

Nun wollen wir diese fünf Schritte ausführlicher erklären.

Schritt eins

Erkennen Sie den Streß, und begegnen Sie ihm mit der Freeze-Frame-Übung. Nehmen Sie sich eine Auszeit.

Sie müssen merken, daß Sie Streß erleben, bevor Sie ihn stoppen können. Neben dem chemischen Feuerwerk in ihrem Körper spannen die meisten Menschen bei Streß auch ihre Muskeln an. Werden Ihre Schultern straff? Wird Ihnen flau im Magen? Bekommen Sie Kopfschmerzen? Vergessen Sie, wohin Sie gehen oder was Sie tun wollten? Sind Sie dann mit Leuten kurz angebunden, oder nehmen Sie alles persönlich? Lernen Sie Ihre Anzeichen von Streß erkennen. Und machen Sie dann FREEZE-FRAME. Wenn Sie den Streß erkennen, haben Sie die Möglichkeit, mit ihm umzugehen.

Sobald Sie den Streß wahrgenommen haben, nehmen Sie sich eine Auszeit. Erkennen Sie an, daß Sie eine neue Sichtweise brauchen, und treten Sie einen Schritt von dem Problem zurück. Das ist, als ob Sie an Ihrem Videorecorder die Pause-Taste drücken. Wenn Sie nicht einen oder zwei Momente lang innehalten, werden Sie nie wirklich aufmerksam und objektiv hinschauen können, was Sie jetzt brauchen, um die beste Entscheidung zu treffen. Betrachten Sie es einmal so: Wenn Sie der Regisseur Ihres eigenen Films sein wollen, müssen Sie damit aufhören, nur ein Schauspieler zu sein. Sie müssen zurücktreten, um das ganze Bild zu betrachten.

Zuerst finden Sie sich vielleicht erst nach der Streßsituation wieder. Ihre Kopfschmerzen sind auf dem Höhepunkt. Sie haben Ihre Kollegen schon angeschnauzt. Das mag etwas spät sein, aber es ist entschieden besser, den Streß im nachhinein zu erkennen, als überhaupt nicht. Viele Menschen verarbeiten negative Gedanken und Gefühle stunden-, tage-, wochen-, monatelang und noch länger.

Bei dem FREEZE-FRAME-Sofortprogramm geht es darum zu lernen, wie Sie die Zeit, die Sie auf all den unnötigen Streß verwenden, verkürzen können. Jedesmal, wenn Sie üben, werden Sie schneller und erfahrener.

Schritt 2

Bemühen Sie sich aufrichtig, Ihre Aufmerksamkeit weg von Ihrem rasenden Verstand oder Ihrem Gefühlswirrwarr und statt dessen in Ihre Herzgegend zu lenken. Stellen Sie sich vor, Sie atmen mit Ihrem Herzen, und bringen Sie so Ihre Energie in diesen Bereich. Bleiben Sie mit Ihrer Aufmerksamkeit zehn Sekunden oder länger in diesem Bereich.

Indem Sie Ihren Fokus weg vom Problem und hin zu Ihrem Herzen lenken, entziehen Sie Ihrer bisherigen Problemwahrnehmung Energie. Sie können dann effektivere Möglichkeiten erwägen.

Stellen Sie sich eine gestreßte Person vor, deren Auto im Schlamm steckenbleibt. Panikartig tritt sie das Gaspedal durch. Die Reifen drehen durch, und das Auto sinkt tiefer und tiefer in den Morast. *So* kommt die Person nicht frei. Wenn sie zurückträte, FREEZE-FRAME anwenden würde und zu einer gelassenen und objektiven Betrachtungsweise der Situation fände, wäre sie klarer.

Mit Klarheit können Sie sich kreative Strategien und Lösungen ausdenken, mit denen es Ihnen später gutgeht. Wenn Sie diesen Schritt aus sich selbst heraus tun, schonen Sie Ihren Energiehaushalt und verlangsamen den Alterungsprozeß.

Wenn ich Sie bitte, Ihre Aufmerksamkeit in Ihre Herzgegend zu richten, könnten Sie fragen, ob das nur eine praktische Art ist, den Verstand abzulenken, oder ob mehr dahinter steckt. Es steckt viel mehr dahinter! Die Verlagerung der Aufmerksamkeit wird in vielen Verfahren praktiziert. Bei der klassischen Meditation lenkt man die Aufmerksamkeit auf ein Mantra, auf einen Ton oder den Atem. Bei dem FREEZE-FRAME-Übungsprogramm ist wichtig, daß Sie Ihre Aufmerksamkeit auf Ihre Herzgegend richten. Diese Betonung des Herzens ist nicht nur metaphorisch. Redewendungen wie: „Das, was sie sagte, kam aus vollem Herzen“ und „Er war mit seinem Herzen ganz bei der Sache“ werden heutzutage durch wissenschaftliche Untersuchungen verifiziert. Im nächsten Kapitel erfahren Sie, wie das Herz-Kreislauf-System angekurbelt wird, wie sich die Kommunikation zwischen dem Herzen und dem Gehirn verbessert und so Verstand und Emotionen stärker in Einklang kommen, wenn Sie Ihre

> Wenn es Ihnen schwerfällt, Ihre Aufmerksamkeit in Ihre Herzgegend zu lenken, konzentrieren Sie sich zuerst auf Ihre linke große Zehe, wackeln Sie mit ihr hin und her, stellen Sie fest, wie sich das anfühlt und wie leicht es ist, Ihre Aufmerksamkeit in eine neue Richtung zu lenken. Richten Sie nun Ihre Aufmerksamkeit in Ihre Herzgegend. Sie können sich vorstellen, mit Ihrem Herzen zu atmen, oder Ihre Hand auf das Herz legen und so Ihre Aufmerksamkeit leichter lenken. Bleiben Sie mit Ihrer Aufmerksamkeit zehn Sekunden oder länger an dieser Stelle.

Aufmerksamkeit vom Verstand weg und statt dessen zum Herzen hin verlagern.

Schritt drei

Erinnern Sie sich an ein positives, fröhliches Gefühl oder eine positive Zeit in Ihrem Leben, und versuchen Sie, dieses Gefühl oder diese Zeit noch einmal zu erleben.

Beispiele dafür wären ein schöner, entspannender Urlaub; Liebe, die Sie für ein Kind, einen Ehepartner oder die Eltern empfinden; eine Zeit, die Sie in der Natur verbrachten; die Wertschätzung für jemanden oder etwas in Ihrem Leben. Erinnern Sie sich an ein *Gefühl* wie Freude, Wertschätzung, Fürsorge, Mitgefühl oder Liebe. In wissenschaftlichen Untersuchungen hat sich gezeigt, daß das Empfinden dieser positiven Gefühle das Immunsystem regeneriert und die Gesundheit und das Wohlbefinden fördert. Diese positiven Gefühle können Ihnen auch helfen, die Welt klarer, differenzierter und ausgeglichener zu sehen.

In diesem Schritt 3 ist es wichtig, das *Gefühl* wiederzuerleben. Es ist keine mentale Visualisierung, bei der Sie sich einfach etwas in Ihrer Phantasie vorstellen. Wenn Sie beispielsweise Ihren wunderbaren Urlaub auf Hawaii nehmen, um ein positives Gefühl auszulösen, dann erinnern Sie sich vielleicht, wie der Mond auf das Wasser schien oder der Wind sanft durch die Palmen strich, während Sie am Strand vor Ihrem Hotel standen. Aber belassen Sie es nicht dabei. Wie *fühlte sich diese Erfahrung an* – nicht nur: Wie sahen Sie dabei aus? Dieser Schritt zielt darauf ab, die gefühlte Erinnerung wachzurufen.

Manchmal kann es schwierig sein, ein positives Gefühl zu empfinden, vor allem wenn Ihre gegenwärtige Situation jetzt äußerst stressig und emotionsgeladen ist. Wenn Sie sich aber bemühen, Ihre Aufmerksamkeit auf ein Gefühl wie Wertschätzung zu richten, egal ob in der Vergangenheit oder in der Gegenwart, können Sie die negative Reaktion leichter *neutralisieren*.

Selbst wenn es Ihnen nicht gelingt, Gefühle der Wertschätzung, Fürsorge oder des Mitgefühls zu verspüren, versuchen Sie zumindest, in einen neutralen Zustand zu kommen. Trotz Streß neutral zu bleiben, ist ein großer Fortschritt im Vergleich zu den Folgen ständiger emotionaler Belastung. In einen neutralen Zustand zu kommen, unterstützt das hormonelle Gleichgewicht und schaltet die aggressiven mentalen und emotionalen Streßreaktionen aus. Von einem neutralen Zustand aus haben Sie Wahlmöglichkeiten, wie Sie weitermachen können. Er hilft Ihnen, wie wir im Englischen sagen, den „Streßaffen" von Ihrem Rücken zu verscheuchen, indem er (der neutrale Zustand) Ihren Verstand und Ihre Emotionen klärt. Das bewahrt Sie davor, vorschnell zu urteilen und zu reagieren und später teuer dafür zu bezahlen.

Dr. Richard Podell, Internist und Professor für Familienmedizin an der *University of Medicine and Dentistry* (New Jersey, USA) ist zertifizierter FREEZE-FRAME-Trainer; er nutzt und unterrichtet FREEZE-FRAME schon seit circa zweieinhalb Jahren. Dr. Podell hat Gruppen ausgebildet; ebenso über hundert Patienten in Einzelsitzungen, die FREEZE-FRAME üblicherweise in zwei einstündigen Sitzungen erlernen können, wie er sagt. Er beschreibt seine Erfahrung wie folgt: Sobald ein Patient das Bild, die Erfahrung oder die Person identifiziert hat, die bei ihm Gefühle der Wertschätzung, Fürsorge oder Liebe auslösen, werden ihm die fünf Schritte klar und leicht durchführbar; die Ergebnisse seien enorm.

Podell arbeitete schon seit fünfzehn Jahren in seiner Praxis mit Streßmanagement-Techniken; FREEZE-FRAME aber beschreibt er als „die wertvollste, effektivste und vor allem nützlichste Einzelmethode, weil die Menschen sie im entscheidenden Augenblick anwenden können. FREEZE-FRAME kann überall angewandt werden, ohne daß es irgend jemand merkt".

Der Kardiologe Dr. Bruce Wilson stellt FREEZE-FRAME als festen Bestandteil in seinem kardiologischen Rehabilitationsprogramm in seinem Krankenhaus in Milwaukee, Wisconsin, vor. Einer der zahlreichen Patienten, dem Dr. Wilson das Buch

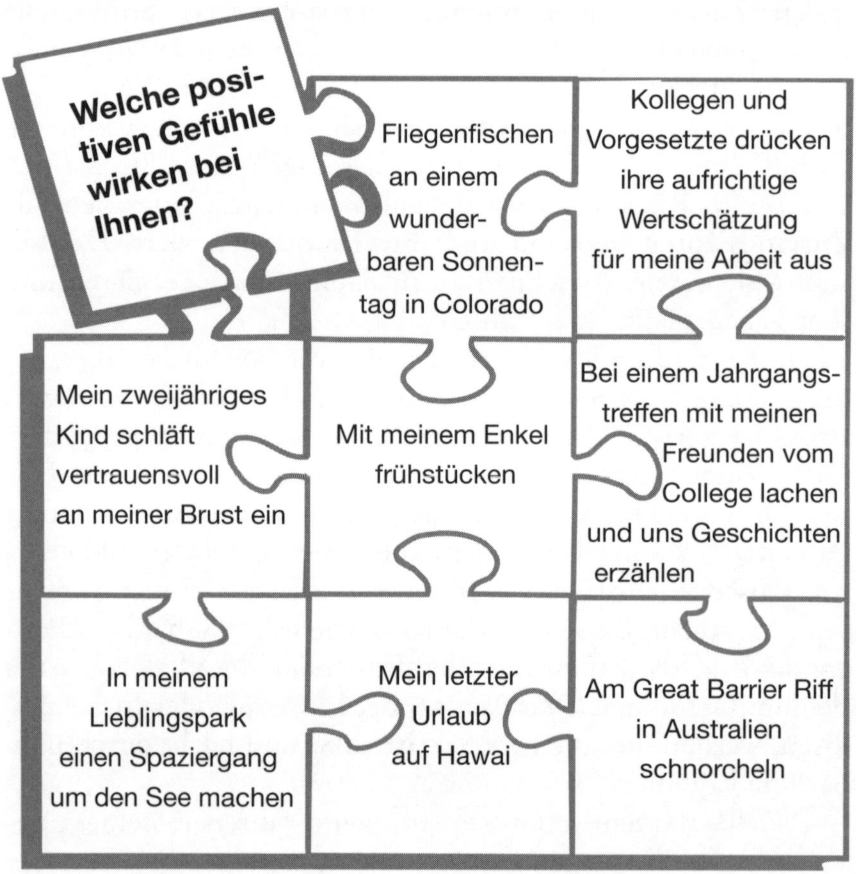
Welche positiven Gefühle wirken bei Ihnen?
Fliegenfischen an einem wunderbaren Sonnentag in Colorado
Kollegen und Vorgesetzte drücken ihre aufrichtige Wertschätzung für meine Arbeit aus
Mein zweijähriges Kind schläft vertrauensvoll an meiner Brust ein
Mit meinem Enkel frühstücken
Bei einem Jahrgangstreffen mit meinen Freunden vom College lachen und uns Geschichten erzählen
In meinem Lieblingspark einen Spaziergang um den See machen
Mein letzter Urlaub auf Hawai
Am Great Barrier Riff in Australien schnorcheln

Die Herzintelligenz entdecken. Das Sofortprogramm in fünf Schritten (im amerikanischen Original Freeze-Frame®. *One Minute Stress Management*) gegeben hatte, sagte ihm: „In Vietnam lagen wir im Schützengraben und hatten die ganze Zeit Angst. Wir dachten jeden Tag, wir würden sterben. Aber da war auch dieser eine, spezielle Morgen, als die Sonne aufging, leuchtend orange; ich konnte sie durch die Bäume hindurch sehen. Und für diese eine Sekunde lang war ich froh, am Leben zu sein. Wenn ich Freeze-Frame anwende, erinnere ich mich an dieses wunderbare, entspannte Gefühl. Das fällt mir jedesmal wieder ein, wenn ich Freeze-Frame anwende."

Schritt vier

Fragen Sie mit Hilfe Ihrer Intuition und mit Ihrem gesunden Menschenverstand aufrichtig Ihr Herz, welche Reaktion auf diese Situation angebrachter wäre, eine Reaktion, die Ihren künftigen Streß verringert.

Durch die Freeze-Frame-Herzintelligenzübung kommen Sie leichter und intensiver mit Ihrer Intuition, Ihrem gesunden Menschenverstand und Ihrer Aufrichtigkeit in Kontakt. Selbst wenn Sie nicht jedesmal, wenn Sie Freeze-Frame anwenden, brillante Erkenntnisse haben, können Sie Ihre Fähigkeit, zu geeigneten und praktischen Lösungen zu gelangen, verbessern.

Mit der Anleitung Ihres Herzens können Sie gute Entscheidungen treffen und werden mehr Spaß erleben. Im Herzen lebendig zu sein, macht das Leben wertvoll. Wenn Sie mit Ihren tiefempfundenen Gefühlen in Verbindung stehen, finden Sie die Werte, die Ihnen am wichtigsten sind, und bereichern so Ihr Leben. Der Verstand ohne das Herz kann Annehmlichkeiten für den Augenblick ersinnen, die, ohne die Anleitung des Herzens, später Streß hervorrufen können. Die harmonische

Zusammenarbeit zwischen Herz und Verstand läßt Menschen ihre Arbeit, ihre Freizeit und besonders ihre Beziehungen wertvoll erleben.

Bleiben Sie bei diesem Schritt mit Ihrer Aufmerksamkeit in der Herzgegend, und stellen Sie Ihre Frage aufrichtig. Das hält Sie geankert, so daß Sie nicht direkt in den Streßkreislauf der schlecht kontrollierten Emotionen zurückfallen.

Schritt fünf

Hören Sie auf die Antwort Ihres Herzens. (Das ist eine wirksame Art, Ihren blindlings reagierenden Verstand und Ihre Emotionen in Schach zu halten. Es ist eine innere Quelle für vernünftige Lösungen.)

Wenn Ihr Verstand und Ihre Emotionen erst zur Ruhe gekommen sind, können Sie hören, was man in Amerika manchmal „die leise, kleine Stimme“ nennt. Um diese innere Weisheit oder Intuition zu finden, müssen Sie umschalten, als ob Sie Ihr Radio von UKW auf Mittelwelle umschalten. Wenn Ihr ganzes System „kohärent“ arbeitet, kommt Ihr Gehirn nach und nach in Einklang mit Ihrem Herzen, die Arbeit der Großhirnrinde wird erleichtert, Ihr Gehirn hat mehr Energie, Sie sind irgendwie ‚intelligenter‘. Dies führt zu einem Umschalten in der Wahrnehmung und zum Zugriff auf neue Informationen, die vorher vielleicht unklar oder vage waren.

Manchmal können die Antworten, die Sie durch den FREEZE-FRAME-Fünfschritt erhalten, sehr einfach sein; oder vielleicht sind sie die Bestätigung von etwas, das Sie schon wissen. Ein andermal erleben Sie vielleicht ein ‚Herunterladen‘ neuer Informationen und neue Betrachtungsweisen. Wieder ein anderes Mal bekommen Sie vielleicht überhaupt keine eindeutige Antwort, aber in der Mehrzahl der Fälle werden Sie einen positiven Wechsel in Ihrer Wahrnehmung erleben. Wichtig ist, daß Sie sich bemühen, der Anweisung Ihres Herzens zu folgen.

Hier kurz das Wesentliche der FREEZE-FRAME-*Übung:*

Die FREEZE-FRAME-Übung

- Schalten Sie auf Ihr Herz um.
- Aktivieren Sie ein positives Gefühl.
- Fragen Sie nach einer neuen Sichtweise oder einer vernünftigen Lösung.

Üben heißt, die Schritte anwenden

Die FREEZE-FRAME-Herzintelligenzübung zu praktizieren ist einfacher, als Sie vielleicht denken. Es ist ein Prozeß, den viele Menschen gelegentlich ganz von selbst machen. Die Intelligenz, eine Pause einzulegen, um genauer hinzusehen, bevor man eine Entscheidung trifft, ist dem Herzen jedes Menschen zu eigen. Sie können lernen, Ihren Verstand und Ihre Emotionen zu beruhigen und in den Griff zu bekommen, bevor Sie im Alltag Entscheidungen treffen. Wenn Sie aus einem Zustand des Gleichgewichts heraus handeln, führt das zu mehr mentaler und emotionaler Gelassenheit. Das verringert Streß, sobald Sie mit ihm in Berührung kommen, und verbindet Sie mit dem, was Sie aus Ihrem tiefsten Innern (Ihrem wahren Selbst) heraus denken oder tun würden.

Üben ist nicht arbeiten; Üben ist etwas, das für Sie arbeitet. Sobald Sie die Ergebnisse sehen, wird dieses Üben sogar zum

Vergnügen. Vergnügen ‚verschluckt' Streß, wie die kleinen Freßmännchen in den Videospielen. Wenn Sie die Schritte der Reihe nach durchlaufen, werden Sie eine neue Sichtweise gewinnen, die Ihren Streß verringern oder verhindern kann. Erwarten Sie keine Wunder, und erwarten Sie von sich selbst keine Perfektion. Die Fähigkeit entwickelt sich mit der Zeit durch aufrichtiges Bemühen. Mangelnde Aufrichtigkeit schmälert Ihre Ergebnisse.

Als ich Autofahren lernte und bevor ich Kupplung, Bremse und Gas koordinieren konnte, trat ich auf die Bremse, um langsamer zu werden und anzuhalten, ohne die Kupplung zu treten. Mein Fahrstil war sehr ruckend, bis ich mich daran erinnerte, die Kupplung zu treten. Ich merkte, daß ich das Auto sehr strapazierte und peinliche Situationen heraufbeschwor – so zum Beispiel hoppelte ich noch mitten auf eine Kreuzung, als die Ampel bereits auf Rot gesprungen war.

Das FREEZE-FRAME-Sofortprogramm ist wie die Kupplung treten; es erlaubt dem Schwungrad (Ihren Emotionen) auszukuppeln und gibt Ihnen die Möglichkeit, in einen anderen Gang zu schalten, zu bremsen oder beides zu tun. Wenn Sie in Aufruhr geraten und versuchen, Ihre Emotionen zu bremsen, dann unterdrückt das Ihre Emotionen und beansprucht Sie insgesamt sehr stark. FREEZE-FRAME hilft Ihnen, vom Gaspedal zu gehen. Sie müssen das Auto nicht abstellen (das ist, als ob Sie sich selbst unterdrücken – das tut Ihnen auch nicht gut). Schalten Sie einfach in den Leerlauf, bringen Sie Ihre Emotionen ins Gleichgewicht und gestatten Sie Ihrem Verstand, umfassender wahrzunehmen, welche Wahlmöglichkeiten Sie wirklich haben.

Schwierigkeiten und Tips

Wenn Sie anfangen, eine neue Fertigkeit, ein neues Programm oder eine neue Sportart zu erlernen, gibt es immer mögliche Schwierigkeiten wie Entmutigung, keine Zeit zum Üben zu haben oder es einfach zu vergessen. Ob Sie in der Wirtschaft tätig sind, Fernfahrer, Lehrerin, Eltern oder Studentin, es ist leicht, sich in der Routine des Alltags zu verstricken. Sich daran zu erinnern, etwas Neues auszuprobieren, erfordert aufrichtiges Bemühen und Eigeninitiative. Wie Sie bereits wissen, sind die möglichen Vorteile zahlreich: Der FREEZE-FRAME-Fünfschritt verbessert Ihre Gesundheit, Ihre Vitalität, Ihre Leistungsfähigkeit und Ihr Wohlbefinden. Das ist die eine Motivation. FREEZE-FRAME sorgt für Sie. Wenn Sie erst mit dem Üben begonnen haben, geht es immer glatter und leichter, wie bei jeder Fertigkeit. Nach kurzer Zeit wird Ihre Vernunft Ihnen helfen, sich zu erinnern.

Wenn es Ihnen besser geht und Sie merken, daß Sie durch das Anwenden der FREEZE-FRAME-Herzintelligenzübung mehr Zugang zu Ihrer Intuition bekommen, werden Sie diese Technik auch weiterhin anwenden. Das ist eine andere Motivation. FREEZE-FRAME anzuwenden ist etwas anderes als „innehalten und tief atmen“ oder „innehalten und bis zehn zählen“, weil bei solchen Techniken nur der Verstand zählen kann. So etwas erweitert die Wahrnehmung eventuell überhaupt nicht. Deshalb zielt FREEZE-FRAME darauf ab, Ihre Energie auf Ihr Herz zu lenken. Wenn Sie die Kraft Ihres Herzens aktivieren, hat dies einen physiologischen Nutzen und führt zu erhöhter mentaler und emotionaler Klarheit, wie die Forschungsberichte in Kapitel 3 beschreiben. Die einzelnen Schritte der FREEZE-FRAME-Technik rufen positive Gefühle hervor, die Ihre intuitive Wahrnehmung stärken. Jeder einzelne

FREEZE-FRAME-Schritt ist wichtig: den Streß neutralisieren, die Kraft des Herzens aktivieren und neue Einsichten gewinnen.

Die beste Möglichkeit, mit dem Üben von FREEZE-FRAME zu beginnen, sind kleine auftretende Stressoren – Verkehrsstaus, etwas Belastendes, Probleme am Arbeitsplatz. Manche Menschen vergessen, Ihren FREEZE-FRAME-‚Muskel' zu trainieren, bis es zu einer größeren Krise kommt; sie haben dann noch nicht an kleineren Problemen innere Stärke aufgebaut und sind entmutigt, wenn die Technik nicht sofort ein Riesenproblem löst. Fangen Sie mit kleinen Dingen an – gehen Sie einen Schritt nach dem anderen. Sie brauchen nicht davor zurückzuschrecken, die FREEZE-FRAME-Sequenz bei großen Stressoren anzuwenden; nur denken Sie daran, daß Sie so etwas wie einen inneren Muskel aufbauen und daß das Zeit braucht. Wenn Sie bei kleinen Gereiztheiten, Frustrationen und Enttäuschungen üben, sofort wenn sie auftreten, ermutigt Sie das und stärkt Ihr Vertrauen in FREEZE-FRAME und in Ihre Herzintelligenz für den Fall, wenn größere Probleme auftreten.

Sie müssen nicht Ihr ganzes Leben lang FREEZE-FRAME anwenden. Der ganze Sinn und Zweck dieses Fünf-Schritte-Programms (das, einmal geübt, eine Minute dauert) besteht darin, einen automatischen Prozeß in Gang zu setzen. Danach setzen Sie einfach Ihre Energie und Ihre Herzintelligenz ein, so wie es Menschen natürlicherweise ohnehin tun. Regelmäßiges Üben dieser Technik lohnt sich, weil es den Erinnerungsprozeß fördert, bis er automatisch abläuft. Dann können Sie Ihre innere Stärke kontinuierlich aktivieren.

Das Freeze-Frame-Sofortprogramm

1. Denken Sie an eine derzeitige Streßsituation in Ihrem Leben und schreiben Sie ein paar Stichworte dazu in das folgende Freeze-Frame-Arbeitsblatt. Nehmen Sie noch nicht das schlimmste Beispiel, bei dem Sie emotional sehr verwickelt sind.
2. Schreiben Sie unter dem Stichwort „Kopfreaktion“, was Sie erlebt haben (waren Sie wütend, besorgt, ängstlich, ungeduldig, frustriert, ausgebrannt?); schreiben Sie, was immer Sie dachten und fühlten. *Unter „Kopf“ verstehen wir die Kombination aus Verstand und Emotionen ohne Beteiligung des Herzens.*
3. Nehmen Sie sich einen Moment Zeit, um die Schritte Revue passieren zu lassen. Entspannen Sie sich jetzt, schließen Sie Ihre Augen, wenn Sie möchten, und durchlaufen Sie die Schritte. (Beim Lernen ist es einfacher, die Aufmerksamkeit umzulenken, wenn Sie Ihre Augen schließen. Wenn Sie einmal den Dreh raus haben, können Sie die Freeze-Frame-Technik mit offenen oder geschlossenen Augen anwenden.) Schreiben Sie anschließend die Antwort Ihres Herzens unter „Intuitive Sichtweise“.

FREEZE-FRAME-Arbeitsblatt

Derzeitige Streßsituation:

____

____

____

____

Kopfreaktion:

____

____

____

____

Wenden Sie FREEZE-FRAME an:

1. Erkennen Sie den Streß, und begegnen Sie ihm mit der FREEZE-FRAME-Übung. Nehmen Sie sich eine Auszeit.
2. Bemühen Sie sich aufrichtig, Ihre Aufmerksamkeit weg von Ihrem rasenden Verstand oder Ihrem Gefühlswirrwarr und statt dessen in Ihre Herzgegend zu lenken. Stellen Sie sich vor, Sie atmen mit Ihrem Herzen, und bringen Sie so Ihre Energie in diesen Bereich. Bleiben Sie mit Ihrer Aufmerksamkeit zehn Sekunden oder länger in diesem Bereich.
3. Erinnern Sie sich an ein positives, fröhliches Gefühl oder eine positive Zeit in Ihrem Leben, und versuchen Sie, dieses Gefühl oder diese Zeit noch einmal zu erleben.
4. Fragen Sie mit Hilfe Ihrer Intuition und mit Ihrem gesunden Menschenverstand aufrichtig Ihr Herz, welche Reaktion auf diese Situation angebrachter wäre, eine Reaktion, die Ihren künftigen Streß verringert.
5. Hören Sie auf die Antwort Ihres Herzens.

Intuitive Sichtweise:

____

____

____

____

____

____

Betrachten Sie jetzt Ihr FREEZE-FRAME-Arbeitsblatt. Lesen Sie, was Sie unter „Kopfreaktion“ geschrieben haben, und dann, was Sie unter „Intuitive Sichtweise“ eingetragen haben. Besteht da ein Unterschied? Wenn ja, beschreiben Sie den Unterschied, den Sie feststellen, folgendermaßen:

Finden Sie ein oder zwei Worte, die die Reaktion charakterisieren, zum Beispiel „ärgerlich“, „emotional“ oder „ungeduldig“. Finden Sie dann ein Wort oder zwei Wörter, um die intuitive Sichtweise zu beschreiben, zum Beispiel „gelassen“, „logisch“ oder „fürsorglich“. Schreiben Sie auch diese Begriffe auf; etwa so:

Durch die FREEZE-FRAME-*Übung*
bin ich von ____________________ *zu* __________________ *gelangt.*

Ein Beispiel

Jemand wendet die FREEZE-FRAME-Sequenz auf eine Situation an und gelangt von „Verwirrung“ zu „Klarheit“ oder von „Ärger“ zu „Akzeptanz“.

Üben Sie in den nächsten Wochen die Schritte vier- oder fünfmal am Tag. „Und wenn ich keine vier oder fünf Themen für FREEZE-FRAME habe?“, könnten Sie fragen. Wenn Sie den ersten Schritt sorgfältig durchführen und Streß erkennen lernen, werden Sie im Laufe des Tages viele Situationen entdecken, in denen Sie die FREEZE-FRAME-Herzintelligenzübung anwenden können. Denken Sie auch an Kleinigkeiten. Kleinere Ärgernisse – eine leichte Ungeduld, ein Moment der Verwirrung – können alle in eine stimmige, kreative Sichtweise verwandelt werden.

Üben Sie FREEZE-FRAME vor Situationen, die sich zu Streßsituationen entwickeln können – Telefonate, Besprechungen, in der Projektarbeit Prioritäten setzen, Ihren Teenager von der Schule abholen, andere persönliche Situationen. Der FREEZE-FRAME-Fünfschritt ist eine machtvolle Methode, um Streß zu *verhindern*, bevor er anwachsen und Ihre Lebenskraft aufzehren kann.

Eine Anwendungsmöglichkeit für den FREEZE-FRAME-Fünfschritt

Nehmen wir an, Sie brauchen ein neues Auto und Ihr Budget ist knapp – ungefähr 18000 DM. Sie haben schon einen Wagen im Kopf und gehen zum Händler, um ihn zu suchen. Aber im Ausstellungsraum sehen Sie Ihr Traumauto. Es hat eine Menge Extras, so daß das Auto, das Ihrem finanziellen Rahmen entspricht, jetzt recht dürftig und jämmerlich aussieht. Plötzlich überkommt Sie der Größenwahn. Das Preisschild? 40000 DM.

Ihr Herz sagt: „Es ist verrückt, vielleicht nächstes Jahr." Ihr Verstand sagt: „Ich könnte es nicht bezahlen, außer wenn ich Aerobic, auswärts Essen, die Designerunterwäsche und meinen Urlaub aufgebe! (Ich nehme das Geld, aber fahre nicht weg.)" Wieder sagt Ihr Herz: „Sag einfach: ‚nein'!" Aber Ihr Verstand ist geblendet, ist Opfer in den Fängen des ausgestellten Glanzes. Und wieder verlangt Ihr Herz: „Die Raten zu zahlen wäre zu anstrengend …" Dann, im richtigen Moment, kommt der Verkäufer und sagt: „Wenn Sie das Traumauto heute kaufen, lasse ich Ihnen 2000 DM nach und mache Ihnen einen guten Preis für Ihr altes Auto." Das gibt den Ausschlag.

Das ist genau das Argument, das Sie noch brauchten! Wie die meisten Menschen lieben Sie, etwas zu kaufen, das „im Angebot" ist. Sie entscheiden sich dafür, Ihr Traumauto zu kaufen. Schließlich war es im Sonderangebot!

Genau das ist der Zeitpunkt, an dem eine FREEZE-FRAME-Sequenz gelegen käme. Warum? Weil die intuitive Vernunft Ihres Herzens nein zu Ihrem teuren Traumauto sagte, aber Ihr Verstand auf den Glanz hereinfiel – und auf den Sonderpreis. Ein FREEZE-FRAME könnte Ihre letzte Gelegenheit sein, Ihren Verstand in die Wirklichkeit zurückzubringen. Sie könnten sich Jahre mit Extrastreß und streßbedingtem frühzeitigen Altern ersparen, indem Sie Ihr Traumauto erst dann kaufen, wenn Sie es sich leisten können. Das Großartige und Neue dieses teuren Autos wird in ein paar Monaten abgenutzt sein. Doch die überdimensionalen Zahlungen und der damit einhergehende Streß bleiben bestehen. Entdecken Sie das FREEZE-FRAME-Sofortprogramm, und geben Sie sich die letzte Chance, auf Ihr Herz zu hören, bevor Sie eine unnötige, stressige Verpflichtung eingehen. Sie können Ihre mentale und emotionale Gesundheit und Ihren Frieden bewahren, indem Sie solche Impulse verhindern.

Dies ist ein anschauliches Beispiel für die Vorteile von FREEZE-FRAME. Ich bin sicher, Sie können in Ihrer Erinnerung zurückgehen und ähnliche Situationen in Ihrer Vergangenheit finden – Gelegenheiten, in denen ein FREEZE-FRAME-Fünfschritt Ihnen zu einer tieferen Einsicht hätte verhelfen können, bevor Sie sich auf eine Entscheidung einließen, die Ihnen monate- oder gar jahrelang kontinuierlich Streß bereitete. Diese Geschichte zeigt auch, wie wir oft innerlich mit uns selbst reden. FREEZE-FRAME regelmäßig anzuwenden, hilft Ihnen, die Technik auch dann zu nutzen, wenn Sie vor größeren Entscheidungen stehen.

Ich könnte Ihnen ein Beispiel nach dem anderen von mir selbst erzählen, als ich zu schnell reagierte – ohne innere Sicherheit oder Klarheit. Der Preis, den ich dafür zahlte, motivierte mich, eine Methode für Entscheidungen zu finden, die mir vor meinem Handeln Klarheit verschaffen und die ich immer anwenden kann.

Auf der Suche nach einer solchen Methode mußte ich genauer hinschauen, wie ich selbst Entscheidungen traf. Ich sah, daß zwei Aspekte von mir immer wieder im Konflikt waren – ich nannte sie „Kopf“ und „Herz“. Es mußte einen Weg geben, meine mentalen (oder emotionalen) Impulse mit meinen innersten, intuitiven Gefühlen in Einklang zu bringen. Ich erlebte diese tiefsten Gefühle gelegentlich und merkte, daß sie mir die nötige Klarheit zu verschaffen schienen. Ich wollte den inneren Ablauf meines Kopfes und meines Herzens verstehen, um regelmäßig mit dieser tiefsten Intuition in Kontakt zu kommen. Durch das Beobachten meines inneren Dialogs erkannte ich, daß meine tiefsten, intuitiven Gefühle deutlicher wurden, wenn ich meine Gedanken und Emotionen wirklich zur Ruhe bringen konnte. Ich begann, die FREEZE-FRAME-Technik zu entwickeln und die Schritte anderen weiterzuvermitteln, um festzustellen, ob sie bei ihnen die gleichen Ergebnisse erzielten. Als sich dies bestätigte, entschloß ich mich, wissenschaftlich zu untersuchen, was bei FREEZE-FRAME im Herzen und im Gehirn vorgeht. Da die Menschen auch berichteten, daß sich ihr Gesundheitszustand verbesserte, wenn sie regelmäßig FREEZE-FRAME anwenden, wollten die Wissenschaftler, mit denen ich arbeitete, auch untersuchen, wie sich diese Technik auf das Immunsystem auswirkt. Die Ergebnisse waren besonders ermutigend. Der FREEZE-FRAME-Fünfschritt erwies sich als einfache Technik, die Herz, Verstand, Gehirn und Emotionen miteinander in

Einklang bringt und innerlich eine Atmosphäre intuitiver Klarheit hervorruft.

Lassen Sie uns im folgenden Kapitel einen Blick auf die wissenschaftlichen Grundlagen von FREEZE-FRAME werfen.

Kapitel 3

Die wissenschaftlichen Grundlagen der FREEZE-FRAME-Übung

Kapitelüberblick

- Die Variabilität der Herzfrequenz
- Die Reizleitung des Herzens
- Hormon- und Immunsystem

Neuere Forschung weist nach, was viele von uns schon intuitiv wissen – daß die mentale und emotionale Einstellung die Gesundheit direkt beeinflußt.

Das FREEZE-FRAME-Sofortprogramm ist eine Methode, deren Wirksamkeit in zahlreichen wissenschaftlichen Studien nachgewiesen wurde. Die Auswirkungen dieser Ergebnisse sind enorm. Menschen haben lange nach einer Pille, Droge oder Methode gesucht, die sie gesünder oder glücklicher macht. In den USA werden acht der zehn am häufigsten verschriebenen Medikamente für Probleme im Zusammenhang mit Streß verabreicht[1]; zu ihnen gehören Magengeschwüre, Bluthochdruck, Depression und Angst. Heute weisen Wissenschaftler nach, daß die Abhängigkeit von diesen Medikamenten zu zusätzlichem Streß aufgrund der Nebenwirkungen oder der Abhängigkeit führen kann.

Bemerkenswert ist, daß der florierende Verkauf dieser rezeptpflichtigen Medikamente in den Schatten gestellt wird vom astronomischen Verkauf illegaler Drogen, die Millionen von Menschen einnehmen, um sich besser zu fühlen – Drogen wie Kokain, Heroin oder Crack. Nach Erkenntnissen der *Mayo Clinic* wurde in den letzten zehn Jahren Herz-Kreislauf-Fitneßtraining zu einem Synonym für einen guten Gesundheitszustand. Am laufenden Band werden neue Studien über das Herz veröffentlicht. Die Forschungsabteilung des HeartMath-Instituts (IHM) ist in verschiedenen Forschungsgebieten tätig und zeigt, wie und warum unsere mentale und emotionale Einstellung das Reizleitungssystem unseres Herzens, unser Immunsystem sowie unseren Hormonhaushalt so tiefgreifend beeinflussen. Diese Studien belegen, was viele von uns schon intuitiv wissen: Unsere mentale und emotionale Einstellung hängt direkt von unserer Gesundheit und unserem Glücklichsein ab.

Die Forschungsabteilung des HeartMath-Instituts (IHM) ist in verschiedenen Forschungsgebieten tätig und zeigt, wie und warum unsere mentale und emotionale Einstellung das Reizleitungssystem unseres Herzens, unser Immunsystem sowie unseren Hormonhaushalt so tiefgreifend beeinflussen.

Die Rolle des Herzens

Unser Herz ist nicht nur eine hochwirksame Pumpe, die unseren ganzen Körper mit Blut versorgt, sondern auch unser wichtigstes Elektrizitätswerk. Es produziert 2,5 Watt Strom; es erzeugt 40- bis 60mal mehr elektrische Energie als das Gehirn. Der Herzschlag produziert ein elektrisches Signal, das an jeder Stelle des Körpers gemessen werden kann. Ein Arzt könnte Elektroden an Ihrem Ohrläppchen anbringen, an der kleinen Zehe oder an irgendeiner anderen Körperstelle und Ihr EKG aufzeichnen. Das elektrische Signal des Herzens durchdringt im ganz wörtlichen Sinn jede Zelle. Die Untersuchungen der HeartMath-Forschungsabteilung zeigen, daß die Eigenschaft dieses Signals Ihre Zellen beeinflussen kann.

Die Variabilität der Herzfrequenz – der Schlüssel für das mentale und emotionale Gleichgewicht

Wenn Sie sich von einem Arzt körperlich untersuchen lassen, erfahren Sie vielleicht, daß Ihr Herz 70mal pro Minute schlägt. Dies ist ein Durchschnittswert, denn die Zeitintervalle zwischen den Herzschlägen verändern sich dauernd, was bedeutet, daß sich Ihre Herzfrequenz laufend verändert. Die Variabilität der Herzfrequenz (VHF) ist die Maßeinheit dieser Veränderungen von Schlag zu Schlag, denn das Herz schlägt mal schneller und mal langsamer. Diese Veränderungen der Herzfrequenz werden von fast allem beeinflußt, was das Gehirn und der Verstand verarbeiten, wie Gedanken und Geräusche, besonders aber von unseren Emotionen.

Zwischen Herz und Gehirn gibt es ein Zwei-Wege-Kommunikationssystem, das die Herzfrequenz und den Blutdruck regelt.[2] Der Austausch von Signalen zwischen den beiden veranlaßt die Herzfrequenz, bei jedem Schlag zu variieren. Die Analyse der Variabilität der Herzfrequenz wird von Ärzten genutzt, um das Gleichgewicht zwischen dem sympathischen und dem parasympathischen Nervensystem zu messen – zwei wichtige Zweige dieses Kommunikationssystems. Ihre Gedanken, Wahrnehmungen und emotionalen Reaktionen werden vom Gehirn über diese zwei Äste des autonomen Nervensystems an das Herz weitergeleitet und können am Herzrhythmus festgestellt werden (siehe Abbildung A).[3]

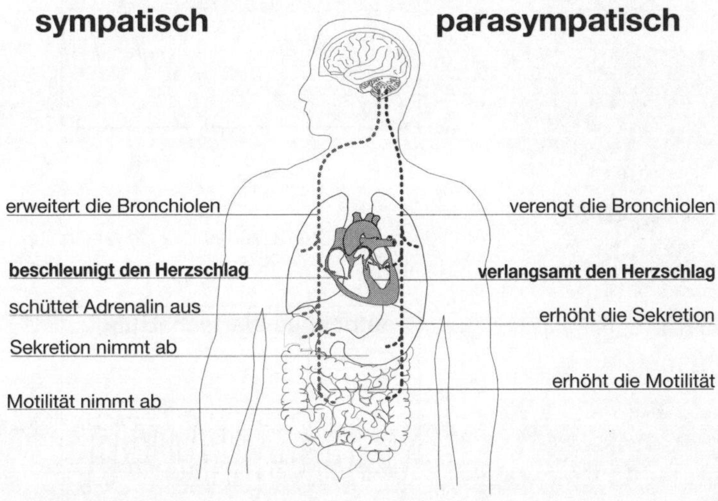

Abbildung A: Das Nervensystem. Dies ist ein vereinfachtes Diagramm des autonomen [vegetativen] Nervensystems. Der sympathische Ast erhöht zum Beispiel die Herzfrequenz und die Ausschüttung von Nebennierenhormonen. Der parasympathische Ast verlangsamt die Herzfrequenz und hat eine entspannende, schützende Funktion. Das gute Funktionieren und die Ausgewogenheit zwischen den zwei Ästen des autonomen Nervensystems ist wichtig für eine gute Gesundheit.

Abbildung B zeigt die Variabilität der Herzfrequenz bei Frustration oder Ärger (oben) – ein uneinheitliches Zackenmuster. Offene, positive Gefühlszustände wie Wertschätzung (unten) können zu einer höchst einheitlichen und kohärenten Variabilität der Herzfrequenz führen, was üblicherweise mit einer besseren Funktion des Herz-Kreislauf-Systems einhergeht.

Die Kurve in Abbildung B(1) zeigt das typische Muster der Variabilität der Herzfrequenz von jemandem, der frustriert oder gereizt ist. Wenn Sie innerlich gereizt sind, erleben Sie wahrscheinlich diese Art von Herzrhythmus. Diese übermäßige Abnutzung kann in Ihrem Körper eine Kettenreaktion hervorrufen. Wenn Sie beispielsweise frustriert sind, ist Ihr Nervensystem nicht im Gleichge-

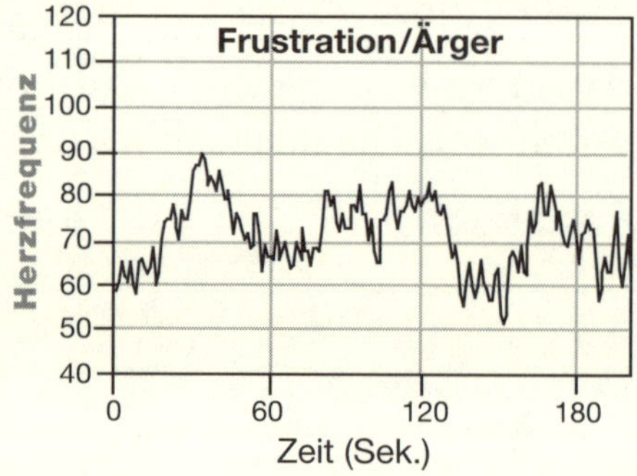

Abbildung B(1): Streßerzeugender Herzrhythmus.

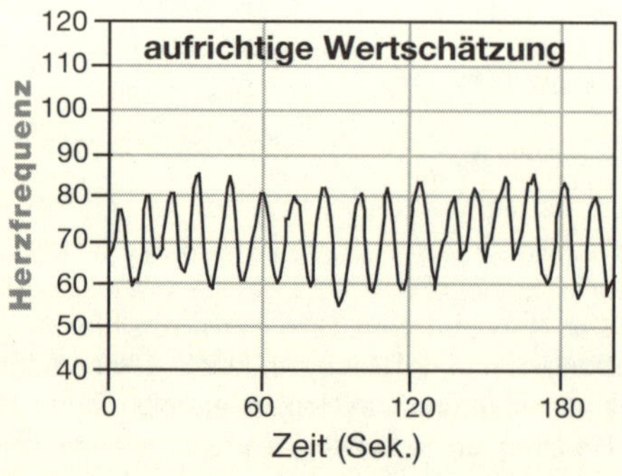

Abbildung B(2): Harmonischer Herzrhythmus.

wicht, Ihre Blutgefäße ziehen sich zusammen, Ihr Blutdruck steigt, und Sie vergeuden eine Menge Energie. Wenn dies ständig der Fall ist, können Sie Bluthochdruck bekommen; das Risiko einer Herzerkrankung wird massiv erhöht. Bei Menschen mit hohem Blutdruck ist die Wahrscheinlichkeit, daß sie eine Erkrankung der Herzkranzgefäße entwickeln, zwei- bis dreimal so hoch wie bei Menschen mit normalem Blutdruck – daß sie einen Schlaganfall erleiden, viermal so hoch. Wie bereits erwähnt, hat schätzungsweise jeder vierte Amerikaner Bluthochdruck; das sind ungefähr 60 Millionen Menschen. Herzerkrankungen machen derzeit etwas mehr als 40 % aller Todesfälle in den USA aus.[4]

Andererseits rufen Gefühle aufrichtiger Wertschätzung ein sehr gleichmäßiges, einheitliches Muster in der Herzfrequenzvariabilität hervor, wie Sie in Abbildung B(2) sehen. Dieses Muster ist Beispiel einer guten Herz-Kreislauffunktion. Sie stellt sich ein, weil die beiden Äste des autonomen Nervensystems in Harmonie sind und höchst wirkungsvoll zusammenarbeiten, statt sich gegenseitig zu bekämpfen. Harmonie ist ein Zustand, in dem man in Übereinstimmung mit sich selbst ist. Wenn Ihr Kopf und Ihr Herz, Gedanken und Gefühle harmonisch zusammenarbeiten, sind Sie klarer und innerlich ausgeglichener – es geht Ihnen besser.

Ein anderer, sehr wichtiger Teil des Kommunikationsweges zwischen Herz und Gehirn sind die Nerven, die die Informationen vom Herz zum Gehirn übermitteln (siehe Abbildung C).

Bekanntlich verfügt das Herz über ein komplexes Nervensystem, das einmal als herzeigenes „Gehirn“ beschrieben wurde.[5] Wenn man beides als eigenständige Einheit betrachtet, ist das „Gehirn im Herzen“ ein organisiertes Netzwerk von

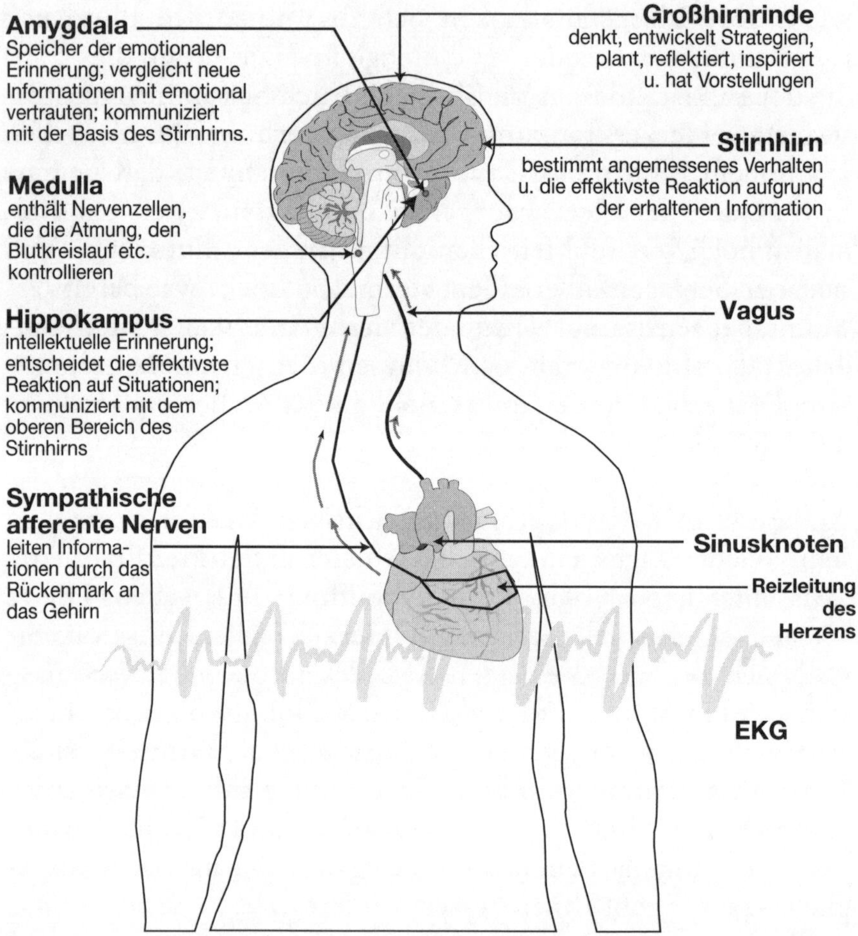

Abbildung C: Das Kommunikationssystem zwischen Herz und Gehirn. Der menschliche Körper hat hunderte sensorischer Systeme, die die Informationen an das Gehirn schicken. Das Herz kommuniziert mit dem Gehirn über zwei Hauptwege.

Nervenzellen und Nervengeflechten (Zentren), die sich gegenseitig über Neurotransmitter und Proteine Botschaften senden. Das Herz hat einen komplexen Schaltkreis, mit dem es unabhängig handeln, lernen, sich erinnern und die sprichwörtlichen Gefühle des Herzens produzieren kann. Das „Gehirn im Herzen" spielt eine recht wichtige Rolle für Freud oder Leid der Menschen.

Die Informationen, die das Herz an das Gehirn (im Kopf) schickt, können tiefgreifende Auswirkungen auf die höheren Gehirnzentren haben und unsere Wahrnehmung, Emotionen und Lernfähigkeit beeinflussen. Diese Informationen wirken sogar auf unsere Koordination und das Reaktionsvermögen. Die Untersuchungen des HeartMath-Instituts zeigen, daß das FREEZE-FRAME-Sofortprogramm – in dem man sich auf den Herzbereich konzentriert und sich gleichzeitig auf positive Gefühle besinnt – das Informationsmuster verändert, das auf diesem Weg weitergegeben wird, und es kohärenter und harmonischer macht. Dies kann die veränderte Wahrnehmung nach einem FREEZE-FRAME-Fünfschritt erklären. Zusätzlich zu diesem Wechsel in der Wahrnehmung konnten viele Menschen auch ihren Blutdruck senken und Streßsysmptome wie Schlaflosigkeit, Verdauungsbeschwerden und Spannungen reduzieren.[6]

Über die Variabilität der Herzfrequenz läßt sich das Gleichgewicht des Nervensystems ausgezeichnet messen. Untersuchungen zeigen, daß Ihre Wahrnehmungen und Reaktionen Ihren Herzrhythmus beeinflussen.[3, 7] Deshalb ist die Variabilität der Herzfrequenz ein wichtiger Indikator dafür, wie ausgewogen Sie Ihr Leben führen.

Mit etwas Übung können Sie mit einer FREEZE-FRAME-Sequenz Ihr Nervensystem augenblicklich ins Gleichgewicht bringen und Ihren Herzrhythmus ausgleichen, wie in Abbildung D dargestellt.

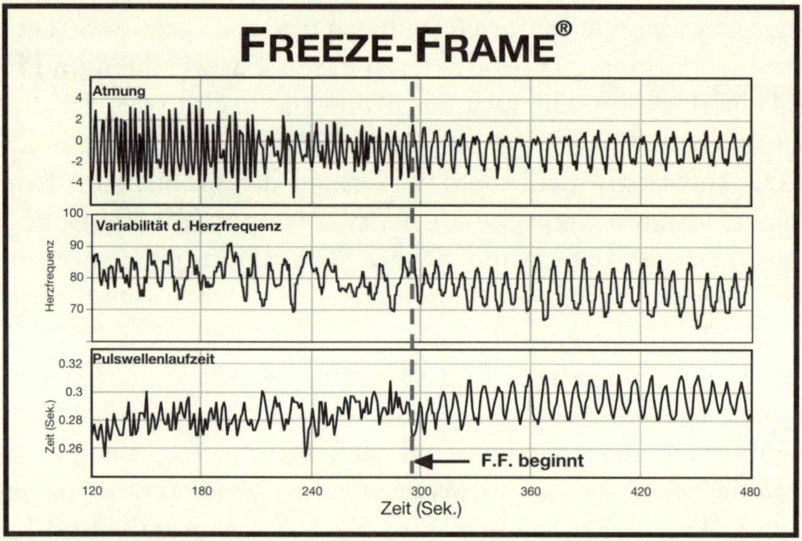

Abbildung D: Physiologische Vorteile der FREEZE-FRAME-Herzintelligenzübung. Diese Kurven zeigen die Variabilität der Herzfrequenz, die Pulswellenlaufzeit und das Atemmuster einer Person über einen Zeitraum von zehn Minuten. An der „300 Sekunden"-Markierung führte die Versuchsperson FREEZE-FRAME durch, und alle drei Systeme kamen in Harmonie, das heißt, die Muster verliefen ausgeglichen statt konfus und aus dem Takt.

Die EKG-Auswertung

Um die Gesundheit des Herzens zu bestimmen, achten Ärzte auf die Muster der Variabilität der Herzfrequenz. Außerdem analysieren sie die Ergebnisse des Elektrokardiogramms (EKG). Seit einigen Jahren können Wissenschaftler die Wirkung von Feindseligkeit[8] und schwerer Depression im EKG feststellen[9]. Erst seit kurzem können sie mit Hilfe der Spektralanalyse des EKG die Auswirkungen weniger auffälliger ‚negativer' Emotionen erkennen (wie Frustration, Sorge, Angst), ebenso wie die Auswirkungen ‚positiver' Emotionen (wie Liebe, Fürsorge, Mitgefühl und Wertschätzung).[3]

Es ist wahrscheinlich kein Zufall, daß das elektrische Muster von Frustration in Abbildung E(1) so aussieht, wie es sich anfühlt. Wenn das Leben um Sie herum

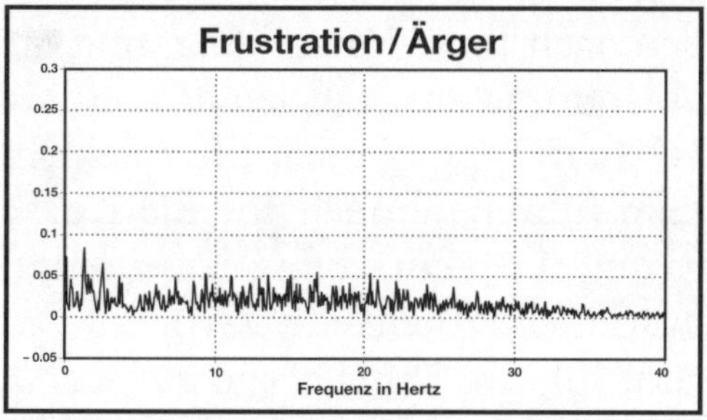

Abbildung E(1): EKG: Inkohärentes Spektrum.

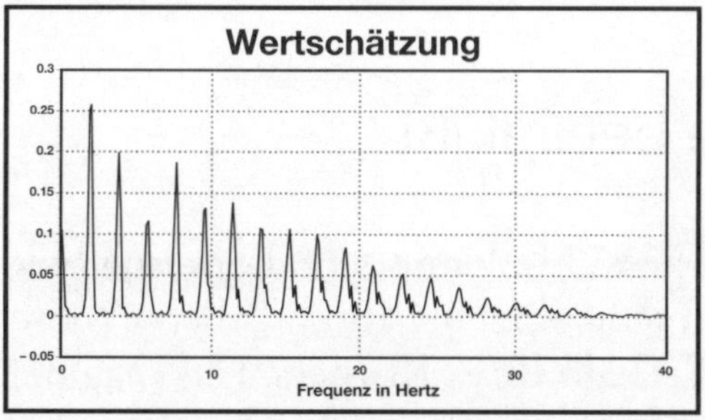

Abbildung E(2): EKG: Kohärentes Spektrum.

Abbildung E(1) zeigt die Spektralanalyse einer acht Sekunden langen EKG-Aufzeichnung eines Herzens, während der die Person Frustration oder Ärger erlebt. Dies wird „inkohärentes Spektrum" genannt, weil die Frequenzen wirr und ungeordnet sind. Abbildung E(2) zeigt die Frequenzanalyse des EKG, als die Person tiefe, aufrichtige Wertschätzung empfindet. Dies wird „kohärentes Spektrum" genannt, weil das Muster harmonisch und geordnet ist.

zusammenbricht – Ihr Chef brüllt, der Druck steigt, das Telephon klingelt, der Kopierer ist blockiert, und Sie sind frustriert – dann sieht Ihr EKG-Spektrum wahrscheinlich aus wie Abbildung E(1). Das wird als „inkohärentes Spektrum" bezeichnet – und wahrscheinlich fühlen Sie sich auch sehr inkohärent, wenn das Leben um Sie herum aus den Fugen gerät.

Bei anderen Gelegenheiten (Ihr Chef bedankt sich aufrichtig für eine gelungene Arbeit; Sie hatten eine erfolgreiche Besprechung mit einer Kollegin; Ihnen bereitet das, was Sie tun, Freude; oder Sie leben einfach gerne) sieht Ihr EKG-Spektrum wahrscheinlich eher wie das harmonische Muster in Abbildung E(2) aus – ein sogenanntes „kohärentes Spektrum". In solchen Momenten verläuft das Leben nach Ihrer Vorstellung, und Sie fühlen sich ‚ganz' – Sie sind klarer und ausgeglichener. Gefühle wie Liebe, Fürsorge oder Wertschätzung können alle zu einem gleichmäßigen EKG-Spektrum führen, ähnlich wie die Kurve bei empfundener Wertschätzung. Die Forschung hat gezeigt, daß Gefühle wie Ärger, Angst, Gereiztheit oder Groll alle zu einem inkohärenten Spektrum führen, ähnlich wie die Kurve bei Frustration. Machen Sie sich klar, daß diese elektrische Energie in jede einzelne Zelle Ihres Körpers ausgestrahlt wird.

Wie Ihr Herz andere beeinflußt

Die elektrischen Signale Ihres Herzens verhalten sich wie Radiowellen und werden in jede einzelne Ihrer Zellen ebenso geleitet wie nach außen, außerhalb Ihres Körpers. Das mag der Grund dafür sein, daß Sie manchmal einen Raum betreten und sagen können, daß sich zwei Menschen eben gestritten haben,

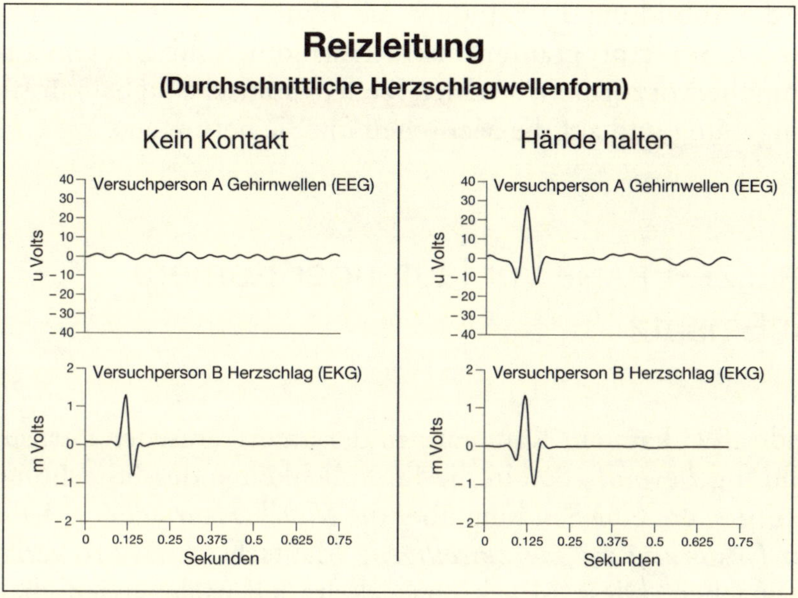

Abbildung F: Reizübertragung. Mit Hilfe von Techniken, die Durchschnittswerte von Signalen liefern, konnte gezeigt werden, daß das EKG-Signal (der Herzschlag) einer Person im Elektroenzephalogramm (EEG; in den Gehirnwellen) und an anderen Stellen im Körper der anderen Person festgestellt werden kann.

obwohl sie ruhig dastehen. Man sagt dann: „Etwas liegt in der Luft." Die vom Herzen ausgehenden elektrischen Frequenzen ändern sich beträchtlich in den unterschiedlichen emotionalen Zuständen. Sie beeinflussen nicht nur Sie selbst, sondern auch die Menschen um Sie herum. Die Wissenschaftler des HeartMath-Instituts haben nachgewiesen, daß das Feld, das Ihr Herz ausstrahlt, von den Gehirnen der Menschen ringsum buchstäblich aufgeschnappt wird. Wenn sich zwei Menschen berühren oder eng nebeneinanderstehen, ist es heutzutage möglich zu messen, wie der Herzschlag der einen Person als Welle vom Gehirn der anderen Person aufgenommen wird (Abbildung F).[10] Indem Sie lernen, mit dem FREEZE-FRAME-Sofortprogramm innere Harmonie und Übereinstimmung hervorzurufen, strahlen Sie harmonische Signale in Ihre Umgebung und auf die Menschen um Sie herum aus.

FREEZE-FRAME vor laufender Kamera im Einsatz

Ende 1993 kam ein Kamerateam der amerikanischen Fernsehsendung *Beyond 2000* in die Räumlichkeiten des Forschungsinstituts, um eine Sendung über die Musik *Heart Zones. Musik zur Förderung der Herzintelligenz* (deutsch auch VAK-Verlag) zu machen. Diese Musik entwickelte ich nach wissenschaftlichen Kriterien, um den Menschen zu stärkerer mentaler und emotionaler Ausgeglichenheit und zu neuer Vitalität zu verhelfen. Das Team wollte erfahren, wie die Musik entwickelt wurde, wie man sie einsetzen kann, um bessere Ergebnisse mit der FREEZE-FRAME-Übung zu erzielen, und wie wir ihre Wirksamkeit in wissenschaftlichen Untersuchungen nachweisen konnten.

Der Talkmaster wollte sich als Einstieg in die Reportage an alle Testgeräte des Labors anschließen lassen – Herzfrequenz, EKG, EEG (Gehirnwellen), Blutdruck, Atmung usw. Die Computer zeichneten all seine Reaktionen auf, während er gefilmt wurde. Dummerweise verhaspelte er sich einige Male bei seinen ersten Sätzen. Deshalb mußte mehrmals aufgezeichnet werden; er wurde dabei zunehmend angespannt und nervös. Die Computer zeigten die Ergebnisse seiner wachsenden Spannung. Sein Blutdruck und seine Herzfrequenz schossen auf

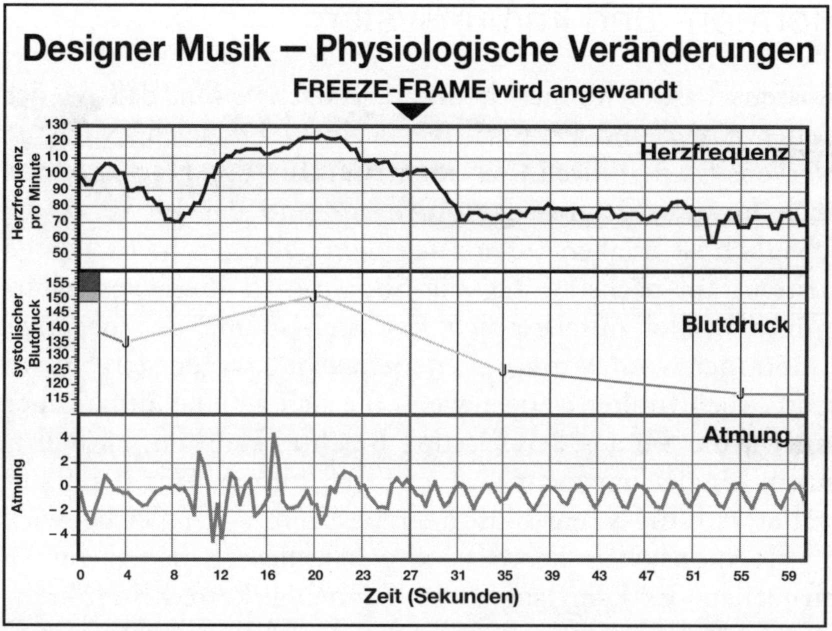

Abbildung G: Das Diagramm zeigt die Wirkung von *Heart Zones. Musik zur Förderung der Herzintelligenz* und dem FREEZE-FRAME-Sofortprogramm bei einer Testperson mit nur wenig vorheriger Übung. Bei der Testperson handelte es sich um den Talkmaster der amerikanischen Fernsehsendung *Beyond 2000*.

extrem hohe Werte. Der Wissenschaftler, der die physiologischen Reaktionen des Talkmasters überwachte, schlug ihm vor, die FREEZE-FRAME-Technik anzuwenden, die er vorher gelernt hatte. Wie Sie in Abbildung G sehen können, gingen seine Herzfrequenz und sein Blutdruck innerhalb von Sekunden auf normale Werte zurück, sein Atemrhythmus wurde wieder gleichmäßig. Danach sprach er seine Sätze reibungslos. Der Talkmaster und das Team waren begeistert, daß sie eine echte Bestätigung der Wirksamkeit von FREEZE-FRAME im Kasten hatten.

Hormon- und Immunsystem

Wissenschaftler können heutzutage nachweisen, daß wiederholter Ärger und Frustration zu einem Ungleichgewicht im Nervensystem führen, das nicht nur für das Herz, sondern auch für das Gehirn, das Hormon- und das Immunsystem schädlich ist. Haben Sie je mit einem geliebten Menschen gestritten, am nächsten Tag die Situation in Ihrer Vorstellung immer wieder durchgespielt und sich so mit den negativen Emotionen vom Vortag ‚niedergemacht', wegen der Sie sich schrecklich fühlten? Sogar wenn Sie sich an eine Situation erinnern, die Sie aus der Fassung brachte, kann das aktuell zu einem Ungleichgewicht und zu Streß führen. Wie bereits erwähnt, ruft die Streßreaktion ein bestimmtes Ungleichgewicht im Hormonsystem hervor, und genau dieses schädigt die Gehirnzellen. Es kann sogar zur Alzheimerkrankheit führen.[11] Das muß nicht mehr so ablaufen, sobald Sie wissen, was Sie sich selbst antun und wie Sie Ihr Verhalten ändern können.

Eine Studie, die kürzlich am HeartMath-Forschungszentrum durchgeführt wurde, zeigte, daß eine Gruppe normaler, gesunder Menschen ihre Konzentration des Hormons DHEA (ein Hormon der Nebennierenrinde) um bis zu 100 % erhöhen konnte, das dann für die Zellen verfügbar war; ihre Kortisolwerte gingen gleichzeitig um 23 % zurück.[12] DHEA ist ein sehr wichtiges Hormon und wird oft als „Anti-Alterungs-Hormon" beschrieben. Kortisol hingegen wird das „Streßhormon" genannt, weil es sich bekanntlich erhöht, wenn Sie Streß erleben, Angst haben, sich hilflos fühlen oder sich zurückziehen. Kortisol ist auch das Hormon, das die Gehirnzellen schädigen kann, wenn seine Konzentration aufgrund von dauerndem Streß oder ständiger Sorge immer hoch ist. In dieser Studie stand die erhöhte DHEA-Konzentration eindeutig in

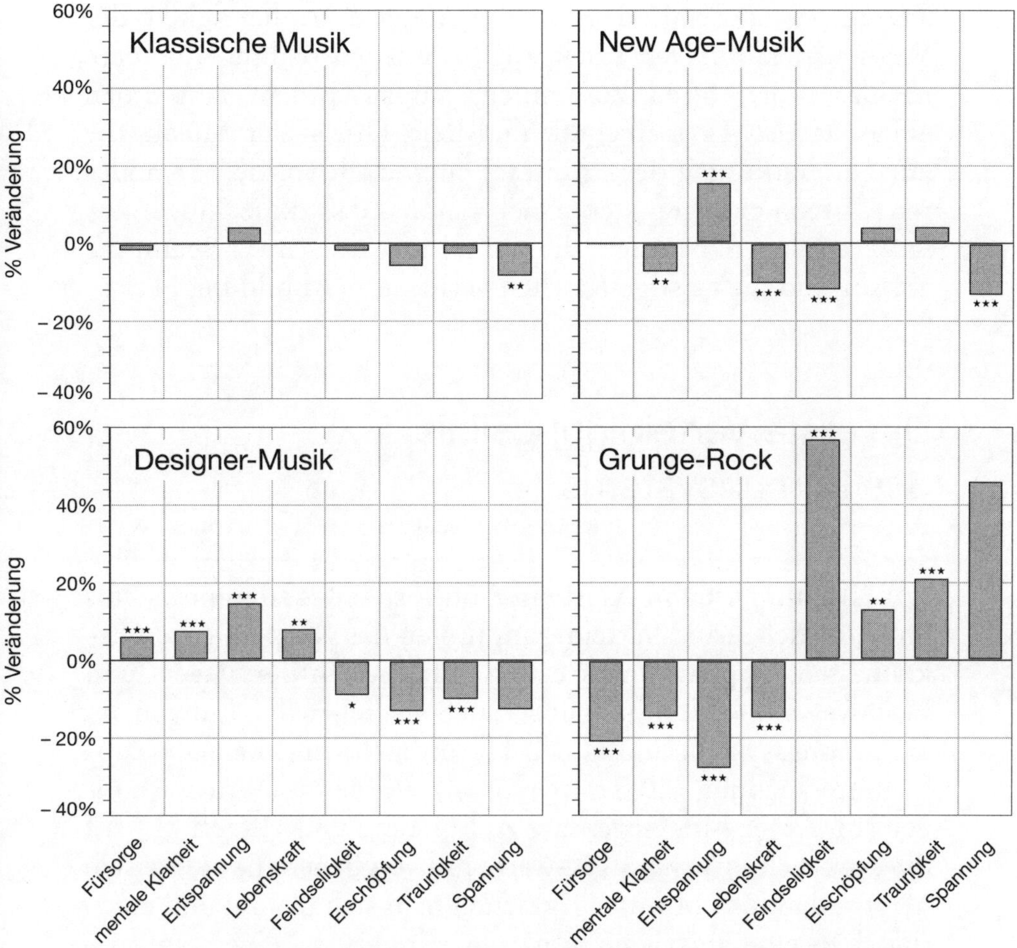

Abbildung H: Verglichen werden die Auswirkungen auf die Stimmung, Anspannung und geistige Klarheit, wenn man speziell entwickelte Musik hört (*Speed of Balance*; deutsch auch beim VAK-Verlag) im Vergleich zu drei anderen Musikrichtungen (Klassische Musik, New Age-Musik und Grunge-Rock). Gezeigt wird die prozentuale Veränderung in der Stimmung, Anspannung und geistigen Klarheit bei jeder Musikrichtung. *Speed of Balance* führte zu einer deutlichen Steigerung in allen positiven Testreihen: Fürsorge, Entspannung, geistige Klarheit und Lebenskraft. In allen negativen Testreihen sind signifikante Rückgänge sichtbar: Feindseligkeit, Erschöpfung, Traurigkeit und Spannung wurden ausgeglichen.

Zusammenhang mit der zunehmenden Warmherzigkeit der Versuchsperson. Der Rückgang von Kortisol hing mit dem nachlassenden Streß zusammen, aufgrund dem Anwenden einer HEARTMATH-Technik und dem Hören der Musik, die zur Unterstützung des Prozesses entwickelt wurde.[13] In anderen Untersuchungen stellte sich heraus, daß diese Musik zur Streßreduktion beiträgt, die Immunität steigert[14], Spannung abbaut und die geistige Klarheit verbessert (Abbildung H).[15]

Die erste Verteidigungslinie des Immunsystems

IgA (Immunglobulin A) ist ein Antikörper des Immunsystems und eine der ersten Verteidigungslinien des Körpers gegen Erkältungen, grippale Infekte und Infektionen der Atem- und Harnwege. IgA kommt in unserem Speichel, in den Lungen, im Verdauungssystem und in den Harnwegen vor. In einer Gruppenuntersuchung (20 Testpersonen) wurden die Auswirkungen von Ärger – im Gegensatz zu Fürsorge und Mitgefühl – auf die durchschnittlichen IgA-Werte hin verglichen. Es stellte sich heraus, daß fünf Minuten, in denen man sich mental und emotional an eine ärgerliche Situation erinnert, zu einem sofortigen, kurzfristigen Ansteigen von IgA führten. Darauf kam es zu einer so starken IgA-Abnahme, daß der Körper über sechs Stunden brauchte, um wieder zur normalen IgA-Produktion zurückzukehren (siehe Abbildung I). Diese Studie zeigt, daß selbst die Erinnerung an ein einziges Ärger- oder Frustrationserlebnis Ihr Immunsystem beinahe einen ganzen Tag lang schwächen kann.[16]

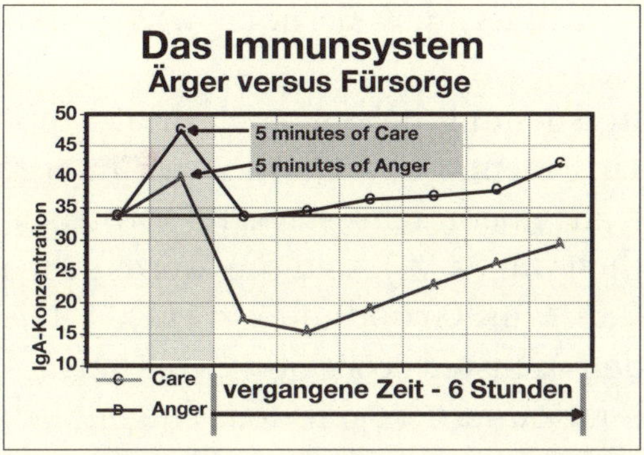

Abbildung I: Die Wirkung von Ärger bzw. Fürsorge auf das Immunsystem.

Die Kurve in Abbildung I zeigt den Einfluß von fünf Minuten erinnerten Ärgers auf den Antikörper IgA über einen Zeitraum von sechs Stunden. Der anfänglichen leichten Zunahme von IgA folgt eine dramatische Abnahme, die sechs Stunden anhält. Wenn die Versuchspersonen das FREEZE-FRAME-Sofortprogramm anwandten und sich fünf Minuten lang auf ein Gefühl echter Fürsorge konzentrierten, kam es zu einem deutlichen Anstieg von IgA, das eine Stunde später zum normalen Level zurückkehrte und dann den Rest des Tages langsam zunahm.

Wie sieht der Tagesablauf der meisten Menschen aus? Sie wachen ängstlich auf, weil Sie nicht gut geschlafen haben; Sie sind frustriert über einen Kollegen, der vergaß, Ihnen eine wichtige Notiz zu geben; jemand schaut Sie am Kaffeeautomaten schief an und Sie spüren eine Welle von Gereiztheit. Dann finden Sie 15 Nachrichten auf dem Anrufbeantworter, auf die Sie nicht rechtzeitig antworten können – eine einzige Serie von Gefühlen wie Angst, Frustration und Ärger. Die sich summierenden Ergebnisse von scheinbar unbedeutenden Frustrationen und Ängsten erwiesen sich in einer Untersuchung als noch schädlicher für das Immunsystem als ein gelegentlicher heftiger Wutanfall.[17] Ist es da verwunderlich, daß die Kosten im Gesundheitswesen so hoch sind und man damit rechnet, daß sie noch weiter steigen?

Obengenannte IgA-Untersuchung belegte auch dies: Empfindet man fünf Minuten lang mental und emotional Fürsorge und Mitgefühl, führt das zu einem sehr starken, sofortigen IgA-Anstieg (durchschnittlich um 34 %), und die Werte gehen dann zum normalen Niveau (zur Grundlinie) zurück.[16] Die IgA-Werte steigen also in den nächsten sechs Stunden kontinuierlich über diese Grundlinie. Zu lernen, mit dem Augenblick umzugehen und den Anteil Ihrer positiven Einstellungen und Gefühle zu steigern, kann Ihre Lebensqualität und Ihr Wohlbefinden verbessern.

Andere Untersuchungen zeigen ebenfalls, daß Gefühle wie Glück und Freude die Anzahl der weißen Blutkörperchen, die notwendig sind für Heilung,[18] erhöhen und uns vor eindringenden Krankheitserregern, inklusive vor Krebs und mit Viren infizierten Zellen, schützen.

FREEZE-FRAME mit HIV-positiven und aidskranken Patienten (Studie)

In einer Studie, bei der der FREEZE-FRAME-Fünfschritt mit HIV-positiven und aidskranken Patienten angewandt wurde, stellten die Forscher eklatante Verbesserungen der Angst und der körperlichen Symptome fest. Zugrunde gelegt wurde das STAI (State Trait Anxiety Inventory; Test zur Bestimmung einer eher situationsspezifischen Angst versus einer Angst, die als Persönlichkeitsmerkmal zu bewerten ist; Anm. d. Vlg.), um die psychischen Veränderungen zu messen. Teilnehmer, die

die FREEZE-FRAME-Sequenz sechs Monate lang praktizierten, reduzierten Ihren Grad an Verzweiflung, Ärger, Furcht und Schuldgefühlen. Zu Beginn der Studie hatten die meisten Teilnehmer sehr viel Angst. Dies war angesichts ihres Gesundheitszustandes und der allgemeinen Prognose für HIV-positive Menschen recht verständlich. Am Ende der sechsmonatigen Studie war das allgemeine Angstniveau um 20 % zurückgegangen (fast gleich zu den Durchschnittswerten Gesunder) – und das trotz der Tatsache, daß sie immer noch einen Virus in sich trugen, den die Gesellschaft fürchtet und der sie möglicherweise jederzeit töten kann.[19] Sie bezeichneten sich als ausgeglichener und ihren Tagesablauf als harmonischer. Mehr in ihrem Leben schien zu ihren Gunsten zu verlaufen, sie konnten den Anteil guter Tage erhöhen und mehr erledigen.

Warmherzigkeit

Ein anderer Maßstab in der Psychologie sind verbindende Motive (man spricht von „Affiliation"). Typisch für sie ist der Wunsch, mit anderen Menschen warmherzige und fürsorgliche Beziehungen einzugehen. Affiliative Menschen sind oft liebevoll und fürsorglich. Es hat sich gezeigt, daß liebevolle und fürsorgliche Personen eine niedrige Konzentration an Streßhormonen haben und in Streßzeiten eine höhere IgA-Konzentration als weniger aufgeschlossene Personen.[20] Sie erkranken weniger häufig und sind insgesamt weniger krankheitsanfällig.[21] Liebevolle und fürsorgliche Menschen haben auch erhöhte Norepinephrin-Werte, ein Stoff, der von den Nerven ausgeschüttet wird und vielfältige Funktionen bei der

Aufrechterhaltung des Gleichgewichts im Nervensystem übernimmt.[22] Untersuchungen haben ergeben, daß auch bewußt herbeigeführte Gefühle der Warmherzigkeit und Fürsorge anderen gegenüber die IgA-Konzentration erhöhen,[23] was zu einem stärkeren Immunsystem führt, selbst wenn jemand nicht von Natur aus aufgeschlossen ist.

Ein einfaches Sofortprogramm

Das FREEZE-FRAME-Fünfschrittprogramm lenkt Ihre Aufmerksamkeit auf Ihre Herzgegend (in der Menschen subjektiv Liebe, Fürsorge und Wertschätzung empfinden). Diese Gefühle helfen dem Nervensystem erwiesenermaßen, ins Gleichgewicht zu kommen.[7] Wenn Sie FREEZE-FRAME anwenden, wird Ihr Herzrhythmus harmonisch und gleichmäßig und die Signale, die Ihr Herz über das Nervensystem ans Gehirn sendet, beeinflussen die Wahrnehmungszentren im Gehirn. Dies hilft Ihnen, jede Situation ausgewogener zu betrachten.

> Zu lernen, mit dem Augenblick umzugehen, kann Ihre Lebensqualität und Ihr Wohlbefinden verbessern.

FREEZE-FRAME ist ein Sofortprogramm, mit dem Sie Ihre Reaktionen bewußt und selbst bestimmen, Klarheit erlangen und in jedem Augenblick mehr Lebensqualität, Spaß und Wohlbefinden empfinden können. Sie erwerben die Fähigkeit, bessere Entscheidungen zu treffen und nicht Opfer Ihrer Reaktionen auf Menschen, Orte und Situationen zu werden. Ebenso wie die nachteiligen Auswirkungen von Streß sich ansammeln, so ergänzen sich auch die positiven Wirkungen von FREEZE-FRAME. Üben führt zu größerer mentaler und emotionaler Lebhaftigkeit, zu einem besseren Funktionieren des Herz-Kreislauf-Systems und zu einer höheren Lebensqualität. So wirkt die FREEZE-FRAME-Herzintelligenzübung in Ihrem Körper:

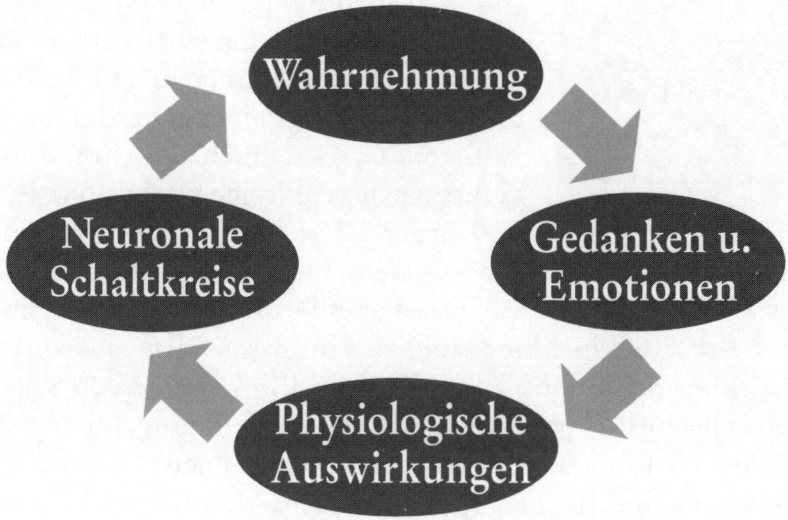

„Wenn Sie Ihre Wahrnehmung ändern, ändern Sie das Erleben Ihres Körpers und Ihrer Welt.“ (Dr. Deepak Chopra)

Der Wahrnehmungskreislauf – die neuronalen Schaltkreise neu programmieren

Ihre Wahrnehmung hängt von Ihren Gedanken oder Gefühlen einer Person oder einem Thema gegenüber ab, mit der oder dem Sie zu tun haben. Die daraus resultierenden Gedanken und Emotionen verursachen zahlreiche physiologische Veränderungen in Ihrem Körper. Diese Veränderungen können am Nervensystem, Hormonsystem, Herzen und über den Blutdruck gemessen werden. Diese Veränderungen wiederum geben eine Art Rückmeldung und beeinflussen den neuronalen Schaltkreis des Gehirns. Der Zustand Ihres neuronalen Schaltkreises beeinflußt dann wieder Ihre Wahrnehmung. Ihre neuronale Verschaltung besteht aus den Nervenbahnen in Gehirn und Körper; es sind Bahnen, die sich in dem Maße entwickeln und verstärken, in dem wir sie nutzen. Ob Sie eine gesunde Reaktion oder eine stressige „lernen“, Sie verankern dieses Muster durch Wiederholungen in Ihrem System.

Hier ein Beispiel für diesen Kreislauf: Wenn Sie frustriert sind, weil der Verkehr auf Ihrem Weg zur Arbeit ungewöhnlich dicht ist, dann veranlaßt dieses Gefühl das sympathische Nervensystem, Ihre Herzfrequenz zu erhöhen, und es weist die Nebennieren an, Adrenalin und andere Hormone in den Blutkreislauf auszuschütten. Diese Veränderungen beeinflussen die neuronalen Schaltkreise im Gehirn. Sie sind dann anfälliger für die nächste Streßsituation und reagieren mit größerer Wahrscheinlichkeit negativ. Wenn Sie dieses Muster wiederholen, werden die neuronalen Verbindungen im Gehirn verstärkt, und Ihre emotionale Reaktion wird automatisch, so daß Sie in ihr steckenbleiben und unproduktive Gedankenschleifen wie Sorgen oder Angst dauernd wiederholen. Dies raubt Ihnen Energie und trübt Ihr Urteil. Mit dem Freeze-Frame-Sofortprogramm können Sie diesen Kreislauf durchbrechen. Durch das Üben beginnen Sie, Ihre neuronalen Verschaltungen neu zu programmieren und zu trainieren. Sie sind dann nicht mehr Opfer Ihrer eigenen Gedankenschleifen und unangemessenen selbstzerstörerischen emotionalen Reaktionen, sondern installieren eine neue Intelligenz in Ihrem System.

=> Freiheit

=> Nicht-Getrieben-werden

=> „Gelassenheit"

„Die Anwendung dieser Techniken bewirkte eine erhebliche Besserung der Stimmung unter der Belegschaft: Vor dem Üben klagten 46 % über häufige Erschöpfung; nach dem Üben ging diese Zahl auf 9 % zurück. Einige Angestellte empfanden sich sogar als freundlicher." (Carol Mortimer, Betriebsärztin bei *Hewlett-Packard*, Großbritannien)

Kapitel 4

Die körperliche Gesundheit verbessern und die Vitalität steigern

Kapitelüberblick

- Krankheiten lindern
- Auswirkungen auf die Gesundheit
- Jung bleiben
- Die sportliche Leistungsfähigkeit verbessern

Wie Sie im vorangegangenen Kapitel erfahren haben, beruhigt und glättet die FREEZE-FRAME-Fünfschritt-Übung erwiesenermaßen den Herzrhythmus, verbessert das Immunsystem und reduziert Streßsymptome. Für viele könnte dies zu einer allgemeinen Verbesserung des Gesundheitszustandes führen und eine intelligente Vorbeugung gegen schwierigere Streßsituationen sein. Aber für chronisch Kranke kann FREEZE-FRAME den Unterschied zwischen einem normalen, gesunden Leben oder eben keinem solchen bedeuten.

Es folgen einige Fallbeispiele, die zeigen, wie wichtig ein gesunder, kohärenter Herzrhythmus ist. Sie belegen auch, wie wertvoll es ist, Ihre emotionalen Reaktionen und damit den Ablauf von Körpervorgängen beeinflussen zu können, die Ihre Gesundheit bestimmen.

Fragebogen zu körperlichem Streß

Welche dieser körperlichen Streßfaktoren treffen auf Sie zu?

- ❑ Häufige Wehwehchen (Kopfschmerzen, Rückenschmerzen, Magenprobleme, Sodbrennen oder anderes)
- ❑ Zu viele Erkältungen, Kongestionen (Blutandrang) oder Atemwegserkrankungen, die länger anhalten, als Ihnen lieb ist
- ❑ Häufige Erschöpfung; oder Sie fühlen sich am Ende
- ❑ Eine chronische oder schwerere Krankheit
- ❑ Neigung zu Unfällen

Herzrhythmusstörungen

Zwei Jahre bevor Patricia HEARTMATH – HERZINTELLIGENZ für sich entdeckte, machte Ihr Herz 700 Extraschläge pro Stunde. Wegen der täglichen Einnahme von Betablockern, Valium und Aspirin verlor sie Haare, hatte sie Magen- und Kopfschmerzen. Man sagte ihr, es bestehe für sie das Risiko eines plötzlichen Herzversagens. Sie überlebte in dieser Zeit eine Phase beinahe tödlicher Tachykardie des Ventrikels (das Herz schlägt dann über einen längeren Zeitraum hinweg sehr schnell), wurde viermal operiert und mußte längere Krankheitsabwesenheiten von ihrem anspruchsvollen Arbeitsplatz bei einer weltweit tätigen Computerfirma in Kauf nehmen.

„Ich war eine der Frauen, die versuchen, die perfekte Mutter, die perfekte Ehefrau und die perfekte Angestellte zu sein. Nachts schlief ich gewöhnlich nur vier Stunden, weil ich so viel zu tun hatte. Dabei blühte ich auf. Ich war so an diesen Adrenalinstoß gewöhnt, daß ich nicht einmal wußte, wie es sich anfühlt, ihn nicht zu haben."

Im Herbst 1995 besuchte Patricia ein HEARTMATH-HERZ-INTELLIGENZ-Seminar und begann sofort, regelmäßig den FREEZE-FRAME-Fünfschritt anzuwenden. „Nach meinem Wochenende am HeartMath-Institut konnte ich den Auslöser sofort stoppen, wenn das Adrenalin anfing, in die Höhe zu schnellen. Am ersten Arbeitstag nach dem Seminar ging ich achtmal auf die Toilette, verriegelte die Tür und schloß meine Augen. Dann machte ich FREEZE-FRAME. Jetzt brauche ich meine Augen nicht mehr schließen und kann mich selbst wieder ins Gleichgewicht bringen, ohne irgendwohin zu verschwinden."

Ihre Kollegen stellten sehr bald einen Unterschied an ihr fest – weniger Streß, weniger Anspannung, mehr Lockerheit, auch in besonders hektischen Zeiten. Ihr Kardiologe und ihre Fachärzte an der *Stanford University* waren besonders beeindruckt.

Innerhalb weniger Wochen konnte sie das Valium absetzen; innerhalb von fünf Monaten wurden die Betablocker, die die Herzrhythmusstörungen in Schach hielten, um die Hälfte reduziert; innerhalb von neun Monaten hatte sie ein normales 24-Stunden-EKG. Sie erlebte keine Phasen ventrikulärer Tachykardie mehr und wurde nicht mehr operiert. Sie änderte ihre Lebensweise, ihre Ernährung oder ihr Bewegungsprogramm nicht. Deshalb schreibt Patricia diese tiefgreifenden Auswirkungen FREEZE-FRAME zu. Nach fast drei Jahren hat Patricia ihr Leben zurückgewonnen und fühlt sich nun „gelassen und absolut phantastisch".

Joseph Chilton Pearce (Autor der Bücher *Magical Child* und *Evolution's End*) wurde ein Freund des HeartMath-Instituts und besucht es seit seiner dramatischen gesundheitlichen Kehrtwende regelmäßig. „Ich litt unter massivem Vorhofflimmern und Tachykardie – ein lebensbedrohlicher Zustand. Mein Herz setzte vier bis fünf Schläge lang aus und setzte dann mit einer Frequenz von 160 Schlägen pro Minute wieder ein – ich empfand dabei eine starken Druck auf der Brust. Die Ärzte verordneten mir Betablocker und andere Medikamente. Dann lernte ich HEARTMATH – HERZINTELLIGENZ kennen. Innerhalb von zwei Wochen, in denen ich die HEARTMATH-Methoden (FREEZE-FRAME) anwandte, verbesserte sich mein Zustand erheblich, und ich konnte die Betablocker absetzen. Ich hatte nur einen oder zwei Anfälle seitdem und lebe jetzt seit drei Jahren ohne Medikamente. Ich tue alles in meiner Macht stehende, um HEARTMATH – HERZINTELLIGENZ bekanntzumachen."

Es ist erstaunlich, über wie viel Heilkraft und Regenerationsfähigkeit der Mensch verfügt, wenn Körper, Verstand und Emotionen in Einklang sind, statt miteinander zu kämpfen. Wie die Forschung bewiesen hat, zahlen Sie, wenn Ihre unkontrollierten Emotionen zu negativen Gedankenmustern führen, den Preis schnelleren Alterns, eines geschwächten Immunsystems und einer beeinträchtigten Herz-Kreislauf-Funktion. Wenn Sie sehr viel negative Energie durch Ihr System kreisen lassen, ist das, als ob Sie ein großes Leck in Ihrer Energiehülle hätten. Alle Energie kann in einem einzigen Moment aus Ihnen entweichen. Es kann Stunden, Tage, ja sogar Wochen dauern, bis Sie sich erholen. Manche Menschen erleiden diesen Zustand so oft, daß sie sich nie erholen. Sie verspüren nie die Art von Vitalität, die aus einem emotionalem Gleichgewicht resultiert.

Chronisches Müdigkeitssyndrom

Wenn die Erschöpfung mindestens sechs Monate lang anhält und andere Symptome hinzutreten, nennt man das chronisches Müdigkeitssyndrom. In Untersuchungen, die vom HeartMath-Forschungszentrum durchgeführt wurden, stellte man fest, daß bei Personen mit chronischem Müdigkeitssyndrom das autonome [vegetative] Nervensystem nur schlecht funktioniert.

Rollin McCraty, der Direktor der Forschungsabteilung des HeartMath-Instituts, berichtet: „Wir sind jetzt zu der Überzeugung gelangt, daß in vielen, aber nicht in allen Fällen von chronischem Müdigkeitssyndrom die zusätzliche Belastung (aufgrund von Streß für das autonome Nervensystem sowie für die Drüsen und Organe, die es kontrolliert) das Nervensystem auslaugt.

Dies äußert sich in einer niedrigen Anpassungsfähigkeit der Herzfrequenz, einem Zeichen beschleunigten Alterns. Sobald dies der Fall ist, ist es schwer, sich zu erholen, außer wenn der Streßteufelskreis durchbrochen wird und man Schritte unternimmt, um die Regeneration des Nervensystems zu unterstützen.

Wir kennen eine Reihe von Leuten mit chronischem Müdigkeitssyndrom, die sich in relativ kurzer Zeit erholten, indem sie ernsthaft die FREEZE-FRAME-Sequenz und die HEART

Lock-In®-Übung anwandten. (Heart Lock-In ist eine weitere Technik, die in HeartMath – HerzIntelligenz-Seminaren gelehrt wird; sprich: *Ha:rt Lok In*; Anm. d. Vlg.) Freeze-Frame hilft, den Streßkreislauf zu durchbrechen, und Heart Lock-In hilft, das Nervensystem mit harmonischen und gleichmäßigen Mustern neu zu trainieren, damit es sich regenerieren und erholen kann.

Das HeartMath-Institut führte in großen Firmen eine Reihe von Studien durch. In vielen von ihnen stellten wir einen hohen Prozentsatz von Erschöpfung und Ausgebranntsein bei den Angestellten fest. Ebenso fanden wir einen hohen Prozentsatz an Schlafstörungen, Anspannung und anderen körperlichen Streßsymptomen. Nach Anwendung unserer Methoden ist ein deutlicher Rückgang von Erschöpfung und anderen Streßsymptomen bei diesen Menschen festzustellen.“

Patrick Jacobs, ein Computeringenieur, erzählt von seinem Kampf mit chronischer Müdigkeit und davon, wie das Erkennen und Umschalten augenblicklich sogar chronische Krankheiten lindern kann.

„Von einer Mexikoreise 1984 kehrte ich mit einer Reihe von Symptomen zurück. Diese verschlimmerten sich immer mehr, bis ich 1986 zusammenbrach. Meine Energie war weg. Ich war unfähig zu denken und aufzustehen – ich war nur ungefähr eine Stunde am Tag wach und konnte während dieser Stunde manchmal meine Augen öffnen. Es dauerte vier Monate, bis ich zum Briefkasten gehen konnte. Diese Tätigkeit dauerte früher fünf Minuten. Jetzt nahm sie mindestens eine halbe Stunde in Anspruch.

Bis heute hat man noch keine Ursache für das chronische Müdigkeitssyndrom gefunden, deshalb behandeln die Ärzte die Symptome. Wenn man nicht schlafen kann, bekommt man ein Schlafmittel. Wenn man Schmerzen hat oder depressiv ist, bekommt man eben Medikamente dagegen.

Meine nächsten zehn Jahre waren geprägt von einem langsamen Fortschritt hin zu einem sehr labilen Zustand. Ich lernte, sehr eingeschränkt zu funktionieren. Doch es war ein heikler Balanceakt – ich hatte keine Ahnung, wann mich die nächste Woge der Erschöpfung dahinraffen würde. Besonders frustrierend war, nicht zu wissen, ob das jemals ein Ende haben würde.

Während ich mich von meinem letzten schlimmeren Rückfall im Herbst 1994 erholte, erkannte ich, daß etwas Wichtiges in meiner Strategie fehlte, aber ich hatte keine Ahnung, was. Im Frühjahr 1995 stieß ich auf einen Artikel über die Forschungen des HeartMath-Instituts.

Ich begann, die HEARTMATH – HERZINTELLIGENZ-Techniken (FREEZE-FRAME) zu lernen, um mit meinen Gedanken und Emotionen zurechtzukommen und um mein Nervensystem ins Gleichgewicht zu bringen – zuerst übte ich mit den Büchern und Kassetten, dann besuchte ich einen Wochenendkurs. Ich wende die Technik sehr regelmäßig an, sobald ich die ersten Anzeichen der Krankheit bemerke, und bin schon wieder auf dem Weg der Besserung, bevor sie sich verschlimmern konnten. Die Veränderungen grenzen an ein Wunder!

Mit dem chronischen Müdigkeitssyndrom können Sie Ihr Leben nicht wirklich planen, nicht einmal einige Tage im voraus. Mit HEARTMATH – HERZINTELLIGENZ habe ich mehr Energie, und mein Gehirn arbeitet besser. Das brauche ich, um wirklich wieder regelmäßig am Leben teilzunehmen. Jetzt bin ich an dem Punkt angelangt, an dem ich die Frage stellen kann: ‚Was möchte ich mit dem Rest meines Lebens machen?' Das ist sehr spannend. Zum ersten Mal in meinem Leben erscheinen mir alle meine Ressourcen vereint und vermitteln mir Hoffnung und ein tiefes Gefühl von Frieden."

Dies sind nur einige der zahlreichen aufgezeichneten Geschichten von Menschen, die ihre Gesundheit mit der Freeze-Frame-Herzintelligenzübung verbessert haben. Freeze-Frame lindert erwiesenermaßen auch körperliche Erkrankungen wie Bluthochdruck, Migräne, allgemeine Erschöpfung, Spannungszustände, Herzrasen, Schmerzen, Verstopfung und Schlafstörungen. Da die Technik auch das Gleichgewicht des autonomen Nervensystems verbessert, kann sie hilfreich sein bei Erkrankungen im Zusammenhang mit einem unausgewogenen Nervensystem wie Herzrhythmusstörungen, Bluthochdruck, Erkrankungen der Koronararterien, Mitralklappenvorfall, Depression, Reizkolon (spezielle Darmsymptome), Asthma, Diabetes, Unterzucker und Fibromyalgie (rheumatische Erkrankung).

Wenn Sie mit einem Gesundheitsproblem zu tun haben, sich ausgelaugt fühlen oder ein lästiges Symptom haben, probieren Sie es mit Freeze-Frame. (Dies ist keine Empfehlung statt geeigneter Medikamente, sondern eine zusätzliche Maßnahme.) Lassen Sie den Körper einen Augenblick zur Ruhe kommen, während Sie den Verstand und die Emotionen beruhigen. Häufig ist die Gereiztheit, die Sie verspüren, wenn Ihr Körper schmerzt oder krank ist, nur ein zusätzliches Unbehagen und verzögert den Heilungsprozeß. Wenn Sie den Freeze-Frame-Fünfschritt regelmäßig anwenden, stärken Sie Ihr Immunsystem und erhalten eine kohärente, gesunde innere Atmosphäre aufrecht. So spart Ihr Körper Energie und bleibt jung und kräftig.

Jung und beweglich bleiben

Wir alle würden gern den Jungbrunnen finden. Aber es ist durchaus möglich, daß wir nicht an einem großen Wasserfall mit der Aufschrift: „Trinken Sie hier, Sie haben ihn gefunden!" vorbeikommen. Lassen Sie uns genauer betrachten, was Jugend körperlich bedeutet.

Jeder weiß, wie erfrischend die Energie eines Kindes sein kann. Kinder verfügen über eine spezifische Geschmeidigkeit und über eine Flexibilität, durch die sie ‚im Fluß' sind. Sie spielen hingebungsvoll, und wenn sie hinfallen und sich das Knie aufschlagen, wenden sie sich gewöhnlich rasch wieder dem Lauf der Dinge zu, sobald das Knie verbunden ist. Einen Erwachsenen mit diesen Eigenschaften zu finden, ist nicht so leicht. Was ist mit uns los? Wo ist diese Flexibilität geblieben? Ist unser Geist auch gealtert? Besagter Brunnen wäre gut, um diese kindlichen Eigenschaften von Enthusiasmus, Flexibilität und Abenteuerlust wieder aufzufüllen, ganz egal, wie schwierig unsere Lebenserfahrungen waren.

Den Alterungsprozeß verlangsamen

Stellen Sie fest, daß Sie alt werden? Altern ist ein Teil des Lebens. Aber auf natürliche Art zu altern, mit einem kindlichen Herzen, kann das Funkeln, die Spontaneität und die Abenteuer in Ihrem Leben erhalten.

Mental und emotional zu altern ist ein Zeichen von einem Verlust an Flexibilität und Anpassungsfähigkeit. Man wird ein Mensch, der nichts gerne außerhalb seiner Routine tut – und niemand kann ihn von seiner Meinung abbringen. Man ist

„versteinert“. Man hat das kindliche Gefühl verloren, daß das Leben ein Abenteuer ist, bei dem es neue Ereignisse zu erleben und zu genießen gibt.

Aus der wissenschaftlichen Perspektive findet der Alterungsprozeß dann statt, wenn die Zellen ihre Flexibilität und ihre Anpassungsfähigkeit verlieren. Gewohnheiten und Einstellungen, die immer schwerer zu verändern sind, kristallisieren sich heraus. Aber in wissenschaftlichen Untersuchungen wurde auch gezeigt, daß die positiven Hormone, die Sie innerlich zusammen mit positiven Gefühlen produzieren, mehr für Ihre Regeneration tun, als Sie vielleicht wissen.

Erinnern Sie sich: FREEZE-FRAME ist eine Ein-Minuten-Technik. Es ist wie ein Schweizer Armeemesser – ein nützliches Werkzeug, das Sie überall anwenden können. Was ist, wenn Sie die Gelegenheit haben, mit Freunden zum Campen zu fahren, aber für Ihre Vorbereitungen einige Tage lang Ihre Routine aufgeben müssen? Schließlich müssen Taschen gepackt, Vorräte eingekauft, Pflanzen gegossen, Haustiere versorgt werden. Was für eine Mühe! Je mehr Sie darüber nachdenken, wird Ihnen klar: Es ist wirklich zuviel Aufwand. Den wäre die ganze Sache nicht wert!

Wenn Sie festgefahren sind, feststellen, daß Sie auf Prinzipien herumreiten und keine flexiblen Entscheidungen treffen können, dann machen Sie die FREEZE-FRAME-Herzintelligenzübung! Lenken Sie Ihre Gedanken weg von dem, was Sie über sich selbst wissen. Konzentrieren Sie Ihre Aufmerksamkeit auf Ihre Herzgegend, und begeben Sie sich in einen neutralen Zustand. Halten Sie für einen oder zwei Augenblicke inne. Fragen Sie sich dann – ohne ein „Ich-will-nicht“ oder „Ich-sollte“ dazwischenfunken zu lassen –, was lohnender wäre?

Erinnern Sie sich, wie es sich anfühlt, mit Freunden zusammenzusein, zu lachen, Spaß zu haben und Abenteuer zu erleben.

Wenn sich dieser Campingurlaub dann immer noch nicht richtig für Sie anfühlt, haben Sie ihm immerhin eine faire Chance gegeben. Nehmen Sie sich einen Moment Zeit, und werden Sie sich klar darüber, was Sie wirklich tun wollen – und zwar jenseits der üblichen Widerstände des Verstandes und Gedanken wie: „Campen ist unbequem." So werden Sie, nachdem das Auto losgefahren ist und die Freunde weg sind – aus lauter Vergnügen –, dieser Aktion nicht mehr gedanklich nachhängen oder Ihre Entscheidung bereuen. Sehr viel Streß entsteht, wenn Menschen wünschen, sie hätten in ihrem Leben andere Entscheidungen getroffen. Wenn Sie lernen, mit dem Leben, so wie es ist, Frieden zu schließen, entwickeln Sie mehr Kraft, es zu verbessern.

Ein neues Leben

Hobart Johnson kam mit einer Gehirnlähmung zur Welt. In den 90er Jahren erlitt er einen Schlaganfall aufgrund von Streß an seinem Arbeitsplatz in der Marketingabteilung einer Softwarefirma. In den Monaten nach seinem Schlaganfall schwankte sein Blutdruck um die 200/100. Seine Erwerbsunfähigkeit zwang diesen Absolventen der *Stanford Business School* in den Vorruhestand.

Zu Beginn des Jahres 1994 besuchte er erstmals das HeartMath-Institut. „Damals", erinnert er sich, „gaben mir die Menschen in meiner Umgebung noch sechs Monate. Mein Zustand verschlechterte sich ständig; ich hatte einen hohen Blutdruck, konnte nicht ohne Stock gehen und hatte im Grunde aufgrund meines ständig schlechter werdenden Zustandes das Interesse am Leben verloren."

Nachdem er sich nun seit vier Jahren intensiv mit HEART-MATH – HERZINTELLIGENZ beschäftigt und bei jeder Gelegenheit im Verlauf des Tages FREEZE-FRAME anwendet, sagt er: „Es wird einfach immer besser. Mein Blutdruck ist jetzt bei 150/70, mein Herz und mein Kreislauf funktionieren normal. Ich arbeite wieder Teilzeit. Ich bin viel ruhiger und glücklicher in meinem Leben. Man sagt mir, ich sehe zehn Jahre jünger aus als mein wirkliches Alter von 67, und so fühle ich mich auch. Ich bin wieder lebendig und schätze meine neue Welt sehr."

Ich behaupte nicht, daß FREEZE-FRAME der Jungbrunnen sein soll, eine neue Religion oder Philosophie. Die Menschen müssen in ihrem Inneren ihre eigenen Überzeugungen über das Leben entwickeln. Doch dieses ‚Werkzeug' kann Ihnen ersparen, das alles selbst herauszufinden. Es ist ein einfacher, wissenschaftlicher Zugang zu Ihrer eigenen Gesundheit und Ihrem Wohlbefinden. Lassen Sie sich von der Einfachheit nicht täuschen. Gerade weil das FREEZE-FRAME-Sofortprogramm so einfach war, führten wir gewissenhaft Experimente durch, um seine Wirksamkeit zu beweisen oder zu widerlegen. Gerade die Einfachheit von FREEZE-FRAME führt zu so spannenden Berichten.

Die sportliche Leistungsfähigkeit verbessern

Sport zu treiben kann viel Spaß machen und sehr erholsam sein; für viele ist Sport aber eine Hauptursache für Streß. Eine Studie aus dem Jahr 1994 über Golfer in Japan ergab, daß der Druck, gut abzuschneiden, eine alarmierende Zahl an Herzinfarkten verursacht. Die meisten Menschen, die Sport treiben, wollen etwas für ihre Gesundheit tun (sie nicht beeinträchtigen) und dabei zum Beispiel ihr Spiel verbessern.

Wenn Sie sportbegeistert sind, hegen Sie vielleicht hohe Erwartungen an Ihre eigene Leistungsfähigkeit. Wettbewerb kann unglaublichen Druck erzeugen, besonders wenn es um das Selbstbild, Geld oder einen Preis geht. Die Menschen reagieren auf diesen Druck, indem sie sich genau dann verspannen, wenn sie mental und körperlich flexibel sein müßten. Dies kann dann zu geringerer mentaler und körperlicher Leistung führen; man beschreibt dann zum Beispiel Menschen, die „unter Druck völlig durchdrehen". Wirklich gute Golfspieler können locker bleiben und großartig spielen. Die fünf FREEZE-FRAME-Schritte helfen Menschen erwiesenermaßen, unter Druck entspannt zu bleiben und dabei ihren Siegeswillen zu steigern.

Zunehmend werden sich die Menschen bewußt, wie wichtig es ist, ihren Verstand und ihre Emotionen auf ausgeglichenen Dauererfolg auszurichten. Harmonie tritt ein, wenn Ihr Herzrhythmus gleichmäßig ist, Ihr Parasympathikus und Sympathikus im Gleichgewicht sind und Ihr Verstand und Ihre Emotionen übereinstimmen. Alle Systeme sind aufeinander abgestimmt.

Pete Sampras war jahrelang durchweg die Nummer eins der Weltrangliste im Tennis und wurde für seine konzentrierte, ausgeglichene Art während der Wettkämpfe berühmt. Er ist nach guten Bällen nicht übermäßig aufgedreht und nicht besonders durcheinander, wenn ein Ball danebengeht. Sein Humor hilft ihm, in der Balance zu bleiben, ohne seine Gefühle zu unterdrücken. Kürzlich gab einer der führenden Weltranglisten-Spieler der 80er Jahre, der verschiedene Grand Slams gewonnen hatte, zu, daß er mehr Wettkämpfe gewonnen hätte, wenn er während seiner Karriere besser mit seinen Emotionen hätte umgehen können. Die FREEZE-FRAME-Sequenz ist eine hervorragende Möglichkeit, Ihre Leistung in jeder Sportart zu verbessern, ohne daß Sie dafür Ihr Vergnügen oder Ihre Gesundheit opfern müssen.

Die Hochform finden – einige Bemerkungen zu Golf

Wie Sie in Kapitel 3 lesen konnten, kommen, wenn Sie das FREEZE-FRAME-Sofortprogramm praktizieren, die beiden Äste des autonomen Nervensystems stärker ins Gleichgewicht und funktionieren besser. Zusätzlich wird die Variabilität der Herzfrequenz gleichmäßig. Die Information, die das Herz über das Nervensystem zum Gehirn schickt, fördert die Motorik, Koordination, Reaktionsgeschwindigkeit, mentale Klarheit und Konzentration. Ein ausgeglichenes Nervensystem sorgt für eine verbesserte, geschmeidigere Zusammenarbeit zwischen Verstand und Körper, Sie erleben einen Flow-Zustand. Mangelnde Kohärenz des Nervensystems kann bei einem Golfspieler zu einer schlechten Leistung führen, inklusive einem leisen „Aufschrei“, einem leichten Zucken oder Ruck, was sich am meisten beim Putten bemerkbar macht. FREEZE-FRAME kann sowohl die Leistung eines einzelnen Sportlers als auch die einer Mannschaft in jeder beliebigen Sportart verbessern, und die Sportler können ihren Sport mehr genießen.

Lynn Marriott ist eine Profigolferin der *Professional Golfer's Association* und Direktorin der *Golf Education* an der *Arizona State University* (*Karsten Golf Course*). Lynn Marriott erklärt, warum immer mehr Profis die FREEZE-FRAME-Technik anwenden, um ihr Golfspiel zu verbessern. „Auf der höchsten Stufe rührt eine schlechte Leistung oft von einer Unentschlossenheit her. Diese Spieler haben alle die nötigen technischen Fertigkeiten – die machen nicht den Gewinner aus. Es kommt auf die Fähigkeit an, sich klar für einen Schlag zu entscheiden. Ebenso darauf, alle Details und Stressoren hinsichtlich des Platzes und jedes einzelnen Schlags im vorhinein durchzugehen. Wenn ein Spieler geerdet ist und bei einem Schlag seiner Intuition vertraut, gibt es keine Unentschlossenheit. FREEZE-FRAME während des Spiels anzuwenden, um nicht vom Kopf, sondern vom Herzen her zu spielen, fördert die Klarheit über Ihren nächsten Schlag.

Machen Sie beispielsweise FREEZE-FRAME in der Vorbereitungszeit vor Ihren Schlägen, also bevor Sie das letzte Mal auf das Ziel schauen. Dadurch sind Sie geerdet und in Ihrem Herzen zentriert, und das Gefühl „Ja, los" tritt ein. Manchmal stehen Sie vor einem Loch und wissen, daß der Ball in das Loch geht – ein andermal stehen Sie vor einem Loch, und dieses gleiche Vertrauen und die Klarheit tauchen nicht auf. FREEZE-FRAME hilft, leichter Ihre ‚Los'-Signale zu bekommen."

Lynns Freundin und Kollegin, Pia Nilsson, ist erste Trainerin der schwedischen Golfvereinigung und Kapitän des Solheim-Pokals. Pia machte eine HeartMath-Ausbildung und nutzt FREEZE-FRAME jetzt in ihrem eigenen Spiel und als Trainerin. In ihrem Buch (*Be Your Own Best Coach*) äußert sich Pia über FREEZE-FRAME: „Einer der zukünftigen Schlüssel für besseres Golf ist, buchstäblich mit dem Herzen zu spielen."

Besser denn je

Dennis Kelly (Autor des Buches *Six Steps to the Fountain of Youth*) beschreibt, wie ein einfaches Umschalten der Wahrnehmung die Vitalität beeinflussen kann:

„In meinen dreißiger Jahren nahm ich an Turnieren teil und gewann Preise in den Kampfkünsten, aber mein Leben entwickelte sich nicht gut. Massive finanzielle Probleme und meine schwerkranken Eltern, die bei mir lebten, hatten mir die Hoffnung geraubt und mich mit Bitterkeit erfüllt. Ich gab meine Leidenschaft auf und zog mich ganz vom Sport zurück.

Eines Tages stellte mir ein Freund FREEZE-FRAME vor. Ich erkannte, daß es mit den Kampfkunsttechniken zur Zentrierung übereinstimmte, die ich jahrelang geübt hatte, aber es ging noch einige Schritte weiter. Die Meister hatten immer über das Herz gesprochen, aber nie deutlich darüber, wie man dahin kommt und wie man es nutzen kann.

Nachdem ich diese Techniken praktiziert hatte, änderte sich meine ganze Einstellung. Ich erkannte, daß es keinen Grund gibt, den Hindernissen in meinem Leben zu erlauben, mich von dem abzuhalten, was mir am Herzen liegt. Ich ließ mich nicht unterkriegen.

Im Januar 1997 gab ich meinen Rückzug auf und nahm wieder an Wettkämpfen teil. Ich freue mich, sagen zu können, daß ich mit 59 der älteste bin, der je eine Weltmeisterschaft in der Sparring-Abteilung der NASKA (*North American Sport Karate Association*) gewonnen hat.

Merkwürdig ist, daß der Wettbewerb, als ich 20 Jahre jünger war, weit weniger intensiv war. Damals gewann ich Preise, aber ich kämpfte hauptsächlich mit Amateuren. Heute können Profis und Amateure in der Klasse über 40 gegeneinander antreten. Es war eine wesentlich größere Herausforderung zu gewinnen – doch mit der Einstellung, die ich durch diese Technik erlangt hatte, war meine Leistung mit 59 viel besser als damals in meinen Dreißigern.“

Auch Menschen, die beim Sport zuschauen, erleben häufig Streß. Manche identifizieren sich übermäßig, wenn ihre Mannschaft verliert, sie sind tagelang aufgebracht und produzieren die ganze Zeit über Streßhormone. Wenn sie dann FREEZE-FRAME anwenden, kann das Herz den Verstand auffordern, sich zu entspannen und loszulassen, weil sich ein verlorenes Spiel nun mal nicht rückgängig machen läßt. Wiederholte Überidentifikation mit Verlierern erzeugt Streß für das Herz und das Immunsystem, was oft zu körperlichen Krankheiten führt.

Das FREEZE-FRAME-Sofortprogramm zielt nicht darauf ab, dem Sport, egal ob man ihn aktiv oder passiv betreibt, die Aufregung und die Spannung zu nehmen. Es will Ihnen die Konzentration und die Flexibilität vermitteln, damit Sie Ihre Leistung verbessern. So können Sie Sport streßfrei genießen und Ihr Körper, Ihr Verstand und Ihre Emotionen sind dabei im Einklang. Wenn Sie die Einstellung haben, *daß es ja nur ein Spiel ist*, werden Sie, wenn das Ergebnis nicht zu Ihrer Zufriedenheit ausfällt, dies nicht an Ihrer Familie, Ihren Kollegen oder Ihrem Immunsystem auslassen.

Kapitel 5

Umgang mit Emotionen

Kapitelüberblick

- Über Emotionen
- Das FREEZE-FRAME-Sofortprogramm bei Furcht und Angst
- Depressionen überwinden

Die Menschen leben in dem Augenblick auf, in dem ihr Herz lebendig wird. Das meint nicht nur Zeiten im Urlaub, bei ganz besonderen Ereignissen oder bei Höhepunkten jedweder Art. Die FREEZE-FRAME-Herzintelligenzübung will Ihnen besonders dabei helfen, *nach Belieben* positive Gefühle in Ihrem Herzen hervorzurufen. Viele Menschen fühlen sich so ungeliebt oder unerwünscht, daß es ihnen schwerfällt, Liebe zu empfinden, besonders sich selbst gegenüber. Millionen leiden unter Stimmungsschwankungen – sie fühlen sich in einem Moment großartig und im nächsten fürchterlich. Es besteht eine große Nachfrage nach stimmungsaufhellenden Medikamenten, weil sich die Menschen einfach öfter besser fühlen wollen.

Wenn die Emotionen wieder im Gleichgewicht sind, hat Ihr Verstand eine Chance, wieder zur Vernunft zu kommen.

Die wirkungsvollsten Medikamente sind die Ihres eigenen endokrinen Systems. Sie fühlen sich lebendig und haben zusätzliche Energie und Vitalität, wenn Ihr Hormonsystem optimal arbeitet. Sie beeinflussen dieses hormonelle Gleichgewicht mehr als Sie sich vielleicht vorstellen, je nachdem, wie gut Sie Ihre mentalen und emotionalen Wahrnehmungen und Reaktionen im Griff haben. Sie sind Ihr eigener Apotheker. Wenn Sie lernen, Ihre Emotionen ins Gleichgewicht zu bringen, haben Sie leichter Zugriff auf die innere Rezeptur, die für höchstes Wohlbefinden sorgt.

Emotionen sind neutral. Je nach der Wahrnehmung, die die Emotion auslöst, erleben Sie Emotionen entweder als Wärme, Vitalität und Klarheit oder als dunkle Wolke, die Lösungen erschwert. Das FREEZE-FRAME-Sofortprogramm hilft Ihnen, Ihre Emotionen zu beruhigen und ins Gleichgewicht zu bringen, damit sie nicht dauernd in Ihrem Verstand herumtoben.

Ich will damit nicht andeuten, daß Emotionen eine negative Kraft im Menschen sind oder daß Sie versuchen sollten, sie zu unterdrücken. Ich behaupte nur, daß Sie Energie sparen, wenn Sie lernen, zuerst die Absicht der Emotionen zu neutralisieren, bevor Sie sich auf sie einlassen. Wenn die Hitze der Emotionen erst einmal zurückgeschaltet ist, kann der Verstand mehr Wahlmöglichkeiten und Lösungen erkennen.

Wenn man die eigenen Emotionen im Griff hat, sie aber nicht unterdrückt, können sie dem Leben mehr Vergnügen, Struktur und Qualität geben. Emotionen sind wie kostenloser Sprit für Ihr System; wenn sie nicht kontrolliert werden, sind sie äußerst leicht entzündbar. Wenn Sie durch das Gleichgewicht zwischen Herz und Kopf zu emotionaler Reife gelangen, werden Ihre Emotionen zu einer kreativen Leidenschaft und zu einem großen Trumpf. Es macht Spaß, diese gerichtete

Leidenschaft kreativ zu lenken. Um emotionale Defizite in lohnende Trümpfe zu verwandeln, müssen wir zuerst den emotionalen Streß erkennen.

Die Psychologin Dr. Pam Aasen empfiehlt ihren Patienten den FREEZE-FRAME-Fünfschritt und verzeichnet in ihren Therapien großen Erfolg. Sie sagt: „Patienten mit einer Krankengeschichte aufgrund von Trauma und chronischem Streß können eine hohe Streßtoleranz entwickeln und den Alltagsstreß und seine Auswirkungen auf das körperliche, mentale und emotionale Wohlbefinden nicht merken."

Sie ermuntert ihre Patienten mit chronischem Streß, regelmäßig FREEZE-FRAME zu praktizieren, damit sie beginnen, ihre Stressoren wahrzunehmen. „Der positive Zustand von Wohlgefühl, der sich einstellt, wenn Sie diese Herzübung regelmäßig durchführen, hilft Ihnen, ungesunden Streß rechtzeitig

Emotionen-Fragebogen

Welche Art von emotionalem Streß erleben Sie?

- ❑ Gereiztheit
- ❑ Sich ungeliebt oder unerwünscht fühlen
- ❑ Frustration
- ❑ Sich häufig verletzt fühlen
- ❑ Ärger
- ❑ Angst, die Kontrolle zu verlieren
- ❑ Angst
- ❑ Furcht oder Phobien
- ❑ Niedergeschlagenheit
- ❑ Depression

wahrzunehmen. Es wird unangenehm, Streß zu erleben, wenn Sie wissen, daß es eine positive Alternative gibt, die Sie immer anwenden können, sobald Sie sich unwohl zu fühlen beginnen. So können Sie eine gesunde Unverträglichkeit gegen Unbehagen aufgrund von Streß entwickeln."

Emotionen Luft machen

Wie oft haben Sie schon jemanden sagen gehört: „Es hat mir gutgetan, wütend zu werden und diesem A ... die Meinung zu sagen." Es kann in dem Augenblick ein gutes Gefühl sein, Ihre Emotionen zum Ausdruck zu bringen. Doch emotionale Ausbrüche haben es in sich. Emotionen auszudrücken ist gewöhnlich besser, als sie zurückzuhalten. Das Problem dabei ist, daß emotionale Ausbrüche oft zusätzlichen Streß und weiteres Chaos produzieren, mit dem man sich dann später auseinandersetzen muß.

Oft erinnert sich die Person, auf die Sie losgingen, nicht mehr daran, was Sie eigentlich wollten; sie erinnert sich nur noch an den Angriff. Ihr Vorgehen hat das Problem nicht gelöst. Sie haben es wahrscheinlich noch verschlimmert. Wenn Sie lernen, sehr intensive Emotionen mit FREEZE-FRAME – der Technik, mit der Sie Ihre Herzintelligenz entdecken und nutzen können – anzugehen, lernen Sie auch, direkt mit Leuten zu kommunizieren – ohne die zusätzliche Spannung, die den anderen in die Defensive drängt. Dabei schonen Sie Ihre Nerven und Ihr Energiekonto.

Dr. Joseph McCaffrey, ein Chirurg und Gefäßchirurg in einem Krankenhaus im Norden New Yorks, nutzte die wertvolle

FREEZE-FRAME-Technik, um einen ansonsten durchaus gerechtfertigten Wutausbruch zu vermeiden.

„Kürzlich hatte ich einen Risikopatienten für eine Gallenblasenoperation auf der Liste. Er war vorbereitet und wartete auf seine Operation. Sein Anästhesist hatte der Operation zugestimmt. Aber der Anästhesist im Operationssaal (OP) bestand darauf, daß weitere Herzuntersuchungen nötig seien; dies bedeutete, die Operation abzusagen. Nach der Besprechung stimmte ich widerwillig zu und sagte die Operation ab. Ich erklärte die Situation Bill und seiner Familie und konsultierte den Kardiologen. Der Kardiologe untersuchte Bill später an diesem Abend und bereitete ihn auf die Operation vor.

Der nächste Tag war Freitag. Ich hatte eine vierstündige Gefäßoperation und schob danach Bill ein. Es stellte sich heraus, daß dies der erste heiße Tag in dieser Saison war. Die Klimaanlage war noch nicht an. Im OP war es fast 30° C warm.

Schwitzend und erschöpft beendete ich um 14 Uhr die eine Operation und wartete auf die nächste, als ich erfuhr, daß der Anästhesist im OP wieder abgesagt hatte. Ich kochte. Bills Anästhesist kochte auch. Er betrachtete es als beruflichen Affront. Auf die übliche Art begann ich, den Kerl im OP anzumachen: ‚Wer glauben Sie eigentlich, wer Sie sind? Wie konnten Sie annehmen … Nicht einmal Ihr Patient …' – Ich kam ungefähr zwei Sätze weit, dann hielt ich inne. Ich wußte, daß ich hätte gewinnen können, aber ich dachte: ‚Das ist nicht toll. Ich weiß, wohin es führt. Selbst wenn ich diese Schlacht gewinne, wird mich das was kosten. Es wird eine ganze Zeit lang schwierig sein, mit ihm zusammenzuarbeiten, und die Spannung wird sich in der ganzen Abteilung bemerkbar machen. Das ist es nicht wert.'

Ich machte FREEZE-FRAME, und meine Ansicht änderte sich augenblicklich. Ich erkannte, daß keiner dieser Ärzte faul war.

Wir alle wollten nur das Beste für den Patienten. Ich konnte wertschätzen, daß es im Grunde um eine recht unterschiedliche fachliche Meinung ging, und gemeinsam waren wir eine Reihe wohlmeinender, engagierter Menschen. Als ich den Tonfall in meiner Konversation änderte, taten die anderen das auch. Wir sprachen respektvoll miteinander, als Kollegen, nicht als feindliche Gegner.

In den nächsten Tagen arbeiteten wir kreativ zusammen, was nie möglich gewesen wäre, wenn ich meinem ersten Impuls nachgegeben hätte. Wir erkannten die Problembereiche, die aufgetreten waren, und nahmen einige Veränderungen in der Krankenhauspolitik vor, um die Probleme in Zukunft zu verhindern. Dank FREEZE-FRAME war es ein dynamischer, kreativer und erstaunlich produktiver Ablauf geworden.“

Das FREEZE-FRAME-Sofortprogramm bei Furcht und Angst

Viele Menschen leben in Furcht: Furcht vor Zurückweisung, Verlustangst, Angst, verletzt zu werden, Zukunftsangst, Angst vor Veränderung – die Liste der Ängste ist lang. Es ist in diesem Buch nicht meine Absicht, die Emotion Angst ausführlich zu besprechen, doch ich weiß, daß viele Ängste gelindert werden können, indem man sich an die Macht des Herzens wendet, um die Angstreaktionen zu mildern und zu mehr Objektivität zu gelangen. Wenn Sie beispielsweise sehr zu Ängsten neigen, ist es sinnvoll, Ihren FREEZE-FRAME-‚Muskel‘ zu trainieren, bevor es zu einer angstauslösenden Situation kommt. Dies können Sie erreichen, indem Sie einfach mehrmals täglich etwas oder jemanden finden, das oder den Sie wertschätzen, auch wenn Sie das Gefühl haben, das nicht tun zu müssen.

Schreiben Sie „die FREEZE-FRAME-Herzintelligenzübung machen“ auf die Liste Ihrer täglichen Erledigungen oder in Ihren Tagesplaner, um sich selbst daran zu erinnern, diesen ‚Muskel‘ spielen zu lassen.

Der Psychiater Dr. Jeffrey Stevens, Direktor einer Schmerz- und Angstklinik in Idaho, führt derzeit ein FREEZE-FRAME-Forschungsprojekt durch, um den Streß des Personals in der Psychiatrie zu reduzieren und die Versorgung der Patienten zu verbessern. Dr. Stevens sagt: „Ich habe vielen Patienten die grundlegende FREEZE-FRAME-Technik mit sehr großem Erfolg beigebracht, besonders Angstpatienten. Eine extrem nervöse Patientin, die ich mehrere Jahre lang behandelte und die nie richtig auf die psychologischen und pharmakologischen Interventionen angesprochen hatte, reagierte so gut auf FREEZE-FRAME, daß sie sich zuerst selbst nicht wiedererkannte. Sie hatte sich so an ihre ständige Nervosität gewöhnt. Sie war einfach hocherfreut.

Ich habe bei Ängsten, Phobien und Panik wunderbare Ergebnisse mit FREEZE-FRAME erzielt. Mir ist keine Menschengruppe begegnet, die diese Technik nicht anwenden kann; doch bei Menschen, die extreme Schwierigkeiten damit haben, die Verantwortung für ihre Gedanken und Gefühle zu übernehmen, kann diese Methode eine Herausforderung sein.“

Finanzielle Sorgen

Themen wie Geld können bei den meisten Menschen Angstgefühle auslösen. Das Thema mag sie zwar nicht lähmen, doch es kann ihren Frieden und ihr Glück beeinträchtigen.

Eine alleinerziehende Mutter in San Francisco lernte, ihre finanzielle Angst zu erkennen und auf gesunde Art mit ihr umzugehen. „Seit ich vor sieben Jahren Mutter wurde und meine finanziellen Angelegenheiten zum ersten Mal selbst regelte, hatte ich eine ständig wachsende, spürbare Angst, meine Sicherheit zu verlieren und Geld spontan auszugeben – und das, obwohl ich einen sehr sicheren Arbeitsplatz hatte und auch genug Geld, um meine Familie zu versorgen. Ich mußte eine Möglichkeit finden, mich in diesen verrückten Momenten in meinem Alltag als Lehrerin und Mutter zu beruhigen, wenn all die Kleinigkeiten überhand nahmen. Als ich das allererste Mal die FREEZE-FRAME-Schritte machte, befragte ich mich selbst über meine mich verzehrenden finanziellen Ängste.

Meine FREEZE-FRAME-Frage lautete: ‚Wie kann ich meine Angst im Zusammenhang mit Geld überwinden?‘ Ich hatte die komische Antwort, die da von der linken Seite kam (Gib mehr aus!), nicht erwartet – durchaus keine Antwort, die meinem normalen Denken entsprungen wäre. Ich begann, danach zu handeln, und die Auswirkung auf mein Leben war enorm. Ich merkte, daß die Angst von dem Gedanken herrührte, Geld sei knapp. Deshalb machte ich eine Kehrtwendung, änderte meine Einstellung und glaube an Überfluß, fühle mich sicher dabei und gebe in jeder Hinsicht mehr. Ich gebe nicht nur Geld, sondern auch meine Zeit, meine Fähigkeiten, meine Fürsorge, Aufmerksamkeit und Zuneigung. Dadurch ist meine Angst zurückgegangen, und mir eröffneten sich auch neue, erfüllende Möglichkeiten.

Wenn ich nun die Klauen der Sorge spüre, kann ich meine Ängste einfach parken und sagen: ‚Tschüs, bis später vielleicht!', statt mit meiner Energie ins Trudeln zu geraten und mich gereizt und depressiv zu fühlen, wie ich es früher tat. Sich in den neutralen Bereich zu begeben, ist das Gegenmittel zu Sorge. FREEZE-FRAME und eine neutrale Haltung sind die am unmittelbarsten zugänglichen und verläßlichsten Mittel für Problemlösung und zum Entstressen, die ich je angewendet habe. Ich kann darauf vertrauen, daß sie da sind, wenn ich sie brauche."

Angst, in der Öffentlichkeit zu reden

Man sagt, daß (neben der Todesangst) die größte Angst von Menschen die Angst ist, in der Öffentlichkeit zu reden. Es ist besser, einen neutralen Ort zu finden, an dem Sie den Knoten in Ihrem Magen auflösen und das Zittern in Ihrer Stimme zum Verschwinden bringen, damit Ihre Angst Sie nicht länger lähmt. Mit etwas Übung wird die Technik positive Gefühle und Betrachtungsweisen hervorbringen, die dann die Angst wirklich auflösen können. Wir kennen viele Beispiele von Menschen, die mit Hilfe der fünf FREEZE-FRAME-Schritte Ihre Angst, in der Öffentlichkeit zu reden, überwunden haben.

Ein dramatisches Beispiel stammt von einem früheren stellvertretenden Polizeichef in San Jose, Kalifornien. „Während meiner 30jährigen Laufbahn wurde ich oft gebeten, Reden zu halten; außerdem habe ich sieben Jahre lang unterrichtet. Ich habe die Fähigkeit entwickelt, ohne irgendwelche Probleme in einem Seminarraum vor 50 Leuten zu sprechen.

Als ich stellvertretender Polizeichef wurde, wurde ich gebeten, anläßlich einer Beförderungsfeier im Kongreßzentrum vor 500 Polizeibeamten und ihren Familien eine Rede zu halten.

Es war wirklich ein Schock, als ich da hineinging. Ich war gut vorbereitet, weil Vorbereitung ja die Angst lindern soll, aber ich bekam furchtbare Angst. Mir wurde sehr warm, und ich begann zu schwitzen. Ich sagte zu mir selbst: ‚Das bin nicht ich.' Ich habe mich normalerweise wesentlich besser unter Kontrolle; selbst bei Geiselnahmen habe ich verhandelt. Aber in diesem Moment hätte ich lieber über die Freilassung von Geiseln verhandelt, als diese Rede zu halten. Deshalb wandte ich den FREEZE-FRAME-Fünfschritt an, und eine unglaubliche Ruhe überkam mich, unmittelbar bevor ich zu reden begann. Ich sprach mit dem Herzen und habe gar nicht auf meine Notizen geachtet. Es lief wunderbar. Anschließend machten mir verschiedene Leute Komplimente. Sie sagten, dies sei die beste Rede gewesen, die sie je bei einer Beförderung gehört hätten. Eine Frau sagte mir sogar, sie hätte zum ersten Mal bei so einer Zeremonie am liebsten geweint."

„Ich wandte den FREEZE-FRAME-Fünfschritt an, und eine unglaubliche Ruhe überkam mich, unmittelbar bevor ich zu reden begann."

Tips für das Üben von FREEZE-FRAME bei Angst

(von Dr. Pam Aasen)

- Üben Sie das FREEZE-FRAME-Sofortprogramm, wenn Sie nicht ängstlich sind, damit Sie die Methoden und die *Heart Zones*-Musik[1] mit positiven Assoziationen verbinden. Wenn Sie FREEZE-FRAME nur üben, wenn Sie Angst haben oder eine Panikattacke erleben, assoziieren Sie FREEZE-FRAME vielleicht mit Angst und Streß statt mit Erleichterung und Wohlbefinden.
- Erstellen Sie eine Liste mit acht bis zehn Erinnerungen oder Erlebnissen, die für Sie besänftigend und beruhigend sind. Üben Sie den FREEZE-FRAME-Fünfschritt mit jedem einzelnen positiven Erlebnis, um die Kraft dieser besänftigenden und beruhigenden Erinnerungen aufzubauen. Wenn Sie sich ängstlich und gestreßt fühlen, können Sie leicht auf diese Gefühlserinnerungen zurückgreifen und sich von ihnen beruhigen lassen.
- Wenn Ihr Verstand gern in die Zukunft wandert und negative Folgen vorwegnimmt, kehren Sie mit Ihrer Aufmerksamkeit sanft in die Gegenwart zurück, und konzentrieren Sie sich wieder auf Ihr Herz. Versuchen Sie, Ihr „weiches Herz“ oder die Wärme im Zentrum Ihres Brustkorbs zu spüren. Atmen Sie tief und langsam mit Ihrem Herzen, und bringen Sie Ihre Aufmerksamkeit wieder in die Gegenwart. Denken Sie daran: Grübeln und gedankliches Vorwegnehmen läßt Sie depressiv und ängstlich bleiben, weil es Sie von Ihrem Herz wegführt, hin in die negativen Gedankenkreise Ihres Verstandes.

- Wenn Streß entsteht, können Sie FREEZE-FRAME anwenden, um zu verhindern, daß Sie einen ‚Angstberg' aus einem ‚Streß-Maulwurfshügel' machen. Maulwurfshügel können eine Herausforderung sein, aber die meisten von uns können mit dem kurzfristigen Unbehagen eines Maulwurfshügels umgehen. Berge hingegen erscheinen überwältigend, und wir neigen alle dazu, Berge zu meiden, die uns überwältigen.
- Wenn Sie nach dem FREEZE-FRAME den Erkenntnissen Ihres Herzens folgen, können Sie die Angst und Gefühle der Überwältigung minimieren, die Ihre Energie rauben, und gleichzeitig Vertrauen in die Kraft und Intelligenz Ihres Herzens entwickeln. Wenn Sie etwas zur Lösung des Problems unternehmen, halten Sie zukünftige Ängste und Streß sehr gering. Wenn Sie FREEZE-FRAME bei Angst anwenden, besteht ein großer Nutzen darin, daß Sie durch die Technik Harmonie erleben. Dadurch wird es viel einfacher, das Problem anzugehen. Das Leben wird leichter.

Depressionen überwinden

Depression ist ein Hilferuf bei emotionalem Streß, unter dem Millionen leiden. Eine Frau mit chronischer Depression war bei einem Psychiater in Behandlung und hatte ein Jahr lang Lithium eingenommen, aber ihr Zustand hatte sich nicht verbessert. Ihr Mann und ihre beiden kleinen Kinder waren besorgt, weil sie selbst ihr nicht helfen konnten. Nach der Lektüre eines unserer Bücher (*The Hidden Power of the Heart*) nahm sie an einer Ausbildung am HeartMath-Institut teil und hatte bei einer HeartMath-Lehrerin Privatstunden. Die Lehrerin bemerkte, daß die Frau ständig darüber sprach, wie fürchterlich sie als Mensch sei, und sich so zwangsläufig herabsetzte. Die Lehrerin schlug der Frau vor, immer dann das FREEZE-FRAME-Sofortprogramm zu praktizieren und etwas in ihrem Leben wertzuschätzen, wenn sie sich selbst herabsetzte.

Die Frau übte das zwei Tage lang aufrichtig. In dieser Zeit, merkte sie, öffnete sich ihr Herz, und sie konnte wieder etwas Freude empfinden. Als sie weiterübte, begann ihre Wahrnehmung sich zu ändern; ihr Verstand fing an, ihr neue Möglichkeiten zu zeigen. Einen Monat später bestätigte ihr Therapeut, daß die Veränderung objektiv wahrnehmbar war und daß sie ihre Medikamente absetzen konnte. (Depressionen können einen biochemischen Hintergrund haben. Patienten sollten deshalb bei Depressionen oder im Zusammenhang mit der Einnahme von Medikamenten ihren Arzt konsultieren.)

Wenn die Emotionen wieder im Gleichgewicht sind, hat Ihr Verstand die Chance, wieder zur Vernunft zu kommen. Regelmäßig FREEZE-FRAME zu üben, hält die unkontrollierten Emotionen in Schach und weckt Ihr Herz, damit Ihr Verstand und Ihre Emotionen wieder die Klarheit und die Freude des Lebens genießen können.

Gesunde Gewohnheiten im Umgang mit Emotionen entwickeln

Wenn Sie anfangen, sich in einer neuen Fertigkeit stark und vertraut zu fühlen, kann Sie oft noch das geringste Hindernis aus dem Gleichgewicht werfen. Mit anderen Worten: Sie werden vielleicht alten emotionalen Gewohnheiten wieder begegnen.

Wenn Sie ihnen wieder über den Weg laufen, wird Ihnen stärker bewußt sein, wie sehr manche dieser Gewohnheiten Ihnen anscheinend in Fleisch und Blut übergegangen sind. Vielleicht hören Sie sich selbst sagen: „Ich wußte es; die FREEZE-FRAME-Technik funktioniert nicht." Aber verzweifeln Sie nicht!

Sie bildeten diese Gewohnheiten, als Sie sich ihrer überwiegend nicht bewußt waren und keine Alternative sahen. Jetzt sind Sie sich ihrer bewußt und haben ein neues, machtvolles Mittel, das Sie unterstützt.

Sobald Sie durch Ihr eigenes Üben Stärke entwickelt haben, steht sie Ihnen zur Verfügung – Sie haben eine Fertigkeit erworben, auf die Sie sich verlassen und die Sie immer weiter entwickeln können. Es geht um die Macht, die *Wahl* zu haben, wie Sie mental und emotional auf Situationen des Lebens reagieren wollen. Und dies ist ein enormer Schritt vorwärts auf dem Weg, Ihren eigenen Streß aufzulösen. Durch das Praktizieren der FREEZE-FRAME-Herzintelligenzübung formen Sie eine Gewohnheit: Sie vergrößern den Abstand zwischen sich und Ihren alten emotionalen Gewohnheiten.

Kapitel 6

Die Kraft des neutralen Zustands

Kapitelüberblick

- Den neutralen Bereich finden
- In den neutralen Zustand gelangen
- Umschalten

Wenn Sie erst dabei sind, das FREEZE-FRAME-Sofortprogramm zu lernen oder wenn Sie emotionsgeladen sind, ist es manchmal am besten, in einen neutralen Zustand zu gelangen. Den neutralen Zustand erkennen Sie daran, daß Sie sich von der Störung gelöst, aber noch keine neue Richtung gewählt haben. Einfach in einen neutralen Zustand zu gelangen, kann eine Menge Energie sparen.

Mentales und emotionales Gleichgewicht des Herzens ist der erste Schritt in den neutralen Zustand.

Da Gedanken und Gefühle bei allem, was Sie tun, eine bedeutende Rolle spielen, erleben Sie genau durch sie ein Glücksgefühl und inneren Frieden – oder Ihren allerschlimmsten Tag. Mit FREEZE-FRAME werden Sie nicht jede unangenehme Situation verändern, der Sie begegnen. Das Leben hat immer noch seinen Höhen und Tiefen. Aber die fünf

FREEZE-FRAME-Schritte können Ihnen helfen, einen neutralen Zustand zu finden, der es Ihnen erspart, immer wieder von neuem ausgelaugt und erschöpft zu sein.

Der neutrale Zustand ist eine Sicherheitszone. Er ist der Zustand, in dem Gedanken und Bedenken für ein oder zwei Momente zur Ruhe kommen können, damit Sie ein neues Maß an Klarheit gewinnen. Aus einem neutralen Zustand heraus können Sie sich schneller mit der Situation arrangieren, auch wenn die Ergebnisse nicht Ihren Erwartungen entsprechen. Wenn Ihre Emotionen mehr im Gleichgewicht sind, können Sie in diesem Moment objektiver sein. Zum Beispiel werden Sie feststellen, daß Sie keine Energie damit vergeuden, eine Person oder eine Situation im voraus zu beurteilen. Denn der neutrale Zustand begrenzt solche Urteile. So können Sie die Geschehnisse besser verstehen.

Der neutrale Zustand ist der Zustand, in dem Sie in einer Zeit der Verwirrung oder der Unentschlossenheit sicheren Boden finden. Er ist wie der Mittelpunkt einer Wippe, der das Gleichgewicht hält zwischen Auf und Ab. In einem neutralen Zustand gewinnen Sie mehr und mehr innere Stärke.

Der neutrale Zustand ist eine Plattform für Objektivität in diesem Augenblick. Falls Sie diese objektive Sichtweise nicht beibehalten können und wieder in den Strudel der Ereignisse hineinrutschen, geben Sie nicht auf und denken Sie nicht, alles sei hoffnungslos. Haben Sie Geduld mit sich! Wenden Sie die FREEZE-FRAME-Technik an, und versuchen Sie, diesen neutralen Punkt wiederzufinden. Ihre Zuversicht wächst, wenn Sie dabei bleiben und nicht bei der ersten Schwierigkeit in Panik geraten. Wenn Sie es mit einigen wilden Kindern zu tun hätten, die gerade einen Wutanfall haben, würden Sie ihnen einfach ihren Willen lassen, weil es zu schwierig wäre, den Lärm zu beenden? Ähnlich ist es, wenn Ihre Emotionen und

Ihr rasender Verstand auf Ihren Befehl hin nicht einfach verschwinden. Versuchen Sie, nicht ungeduldig zu sein. Haben Sie Mitgefühl mit sich selbst, so wie Sie es mit einem Kind hätten. Zügeln Sie diese wilde, blindlings reagierende Energie verständnisvoll. Mit jedem Probieren trainieren Sie diesen inneren ‚Muskel' etwas mehr. Bald wird es für Sie richtig erfreulich erlebbar, wie Ihr persönlicher Streß täglich abnimmt.

Der neutrale Zustand ist nicht oben oder unten, gut oder schlecht, richtig oder falsch. Er ist so etwas wie „erst einmal abwarten". Wenn Sie jemals miterlebt haben, wie sich zwei Personen mit entgegengesetzten Meinungen stritten, wette ich, daß Sie intuitiv fühlten, daß die beiden das Durcheinander, das sie anrichteten, leichter in Ordnung bringen konnten, wenn sie beide innehielten und einmal genau hinschauten. Wenn Sie dies bei anderen feststellen können, versuchen Sie, sich dieses Prozesses auch bei sich bewußt zu werden.

Wenn Sie mehr Kontrolle über Ihre emotionalen Reaktionen haben, sie besser im Griff haben und leichter in einen neutralen Zustand kommen, werden Sie beobachten, wie sich subtile Gedankenmuster zu verändern beginnen. Nehmen wir beispielsweise an, Sie streiten mit einem Kollegen. Sie haben Ihre Meinung, der Kollege seine, und es liegt Spannung in der Luft. Die Intelligenz Ihres Herzens sagt Ihnen, daß das Thema die dicke Luft, die Sie gerade heraufbeschwören, nicht wert ist, aber Sie hören nicht so genau auf sich, weil Sie Ihren Standpunkt mit der ‚Wichtigkeit' des Themas rechtfertigen. Wenn Sie dies erkennen und zum neutralen Zustand zurückkehren könnten, indem Sie dem Thema die Wichtigkeit nehmen – und von Ihrem ‚Standpunkt' zu Ihrem Herz umschalten würden –, wären Sie vielleicht erstaunt über die Klarheit, die Betrachtungsweise und die Einsicht, die Sie gewinnen, und über die Beziehung, die Sie aufrechterhalten.

In den neutralen Zustand gelangen

Die ersten beiden Schritte des FREEZE-FRAME-Sofortprogramms helfen Ihnen, in den neutralen Zustand zu gelangen. Sie merken, daß Sie Streß empfinden, und verlagern Ihre Aufmerksamkeit weg von Ihrem rasenden Verstand oder Ihren gestörten Emotionen in Ihre Herzgegend. Das ist außerordentlich leicht durchzuführen, aber unterschätzen Sie die Wirkung nicht!

Dadurch, daß Sie einfach Ihre Aufmerksamkeit von den emotionalen Reaktionen abziehen, verlangsamt sich oder stoppt der Adrenalinstoß, und das Herz leitet kohärente Informationen an das Gehirn. Sich im neutralen Zustand zu befinden, ist sehr kraftvoll. Es ist, als ob man eine Bombe entschärft. FREEZE-FRAME zu Ende zu führen, würde Ihnen zu einer umfassenden Betrachtungsweise und zu intelligenten Alternativen verhelfen; aber wenn Sie sich zumindest in den neutralen Zustand begeben, explodiert wenigstens die Bombe nicht. Sie haben die negative Belastung gestoppt (den Teufelskreis von Verletzung und Reaktion darauf, Kampf oder Flucht, Urteil oder Panik) und sich dadurch eine Möglichkeit offengehalten.

Umschalten

Haben Sie sich schon einmal gewünscht, zurückgehen und Ihre Worte oder Ihr Handeln ändern zu können? Viele Menschen haben dies häufig erlebt. Aber egal, wie oft Sie die Szene in Ihrer Phantasie wieder ablaufen lassen, Sie können Sie nicht ändern. Sie ist vergangen. Sie können lediglich die Reste aufsammeln und weitergehen.

Stellen Sie sich die Freeze-Frame-Technik als eine Art tragbare Zeitmaschine vor, eine, die Sie nicht wirklich in der Zeit zurückgehen lassen kann, aber eine, die Ihnen hilft, auf der Stelle aufzuwachen, damit Sie Ihre Zukunft qualitativ besser erleben. Denken Sie an all die Energie, die Sie am Arbeitsplatz sparen können, mit Ihrer Familie oder in jedem anderen Lebensbereich, wenn Sie in der Lage wären, sich im Umgang mit Menschen oder Problemen im entscheidenden Moment besser zu kontrollieren.

Den Freeze-Frame-Fünfschritt zu praktizieren, gestattet Ihnen, sich Ihrer Gefühle und Wahrnehmungen in diesem Moment stärker bewußt zu werden. Indem es Ihnen hilft, das loszulassen, was Sie getan hätten, eröffnet es Ihnen eine neue Option, die für Sie und alle anderen Beteiligten am besten wäre. Impulsive mentale Reaktionen und Entscheidungen führen oft zu zeitraubendem Streß. Freilich, Sie können Ihre Erfahrungen in langen, ausgedehnten Streßsituationen machen, aber das ist nicht die beste Art zu lernen. Eine nützlichere Lektion, die es zu erkennen gilt, ist, daß Sie so nicht länger lernen müssen.

Wenn Sie in Momenten der Unentschlossenheit eine gute Wahl treffen, handeln Sie in einer gegebenen Zeitspanne effektiver und sparen sich Energie und Streß. Wir nennen das „Umschalten" (englisch „time shifting"). Ungeschickte Entscheidungen können buchstäblich streßvolle Jahre nach sich ziehen – ein Zeitverlust.

Gesunde Entscheidungen zu treffen ist wie Vorbeugungsmaßnahmen. So können Sie sich mit dem Wissen Ihres Herzens verbinden, statt nur den Wünschen Ihres Verstandes zu folgen, weil Sie „nicht anders können", und später den Preis dafür zahlen. Es ist eine vernünftige Art, Streß zu reduzieren und in Ihrer Psyche Energie zu sparen. Es ist ebenso vernünftig wie

Nägel mit einer Zange herauszuziehen statt mit Ihren Zähnen. Die eine Entscheidung ist um so viel besser wie die andere töricht erscheint.

Kapitel 7

Das Denken lenken

Kapitelüberblick

- Intelligenz steigern
- Gleichgewicht
- Neue Klarheit
- Gesteigerte Kreativität

Wenn Sie das FREEZE-FRAME-Sofortprogramm lernen, wird Ihr Denken sehr davon profitieren. Die mentale Betrachtungsweise trübt oft die Reaktionen der Menschen und führt zu Streß und Ineffizienz. Was Sie dann brauchen, ist eine neue, intelligente Betrachtungsweise, um weise Entscheidungen zu treffen, Probleme kreativ zu lösen und die ganze Kraft Ihres Denkens zu nutzen.

Wir stellen uns unter einem guten Richter an einem Gericht jemanden vor, der Selbstbeherrschung entwickelt hat und mit seinem Herzen, nicht nur mit seinem Kopf, dem Prozeß zuhört.

Erinnern Sie sich: Mit „Herz" meine ich nicht Emotionalität. Ich meine intuitive Intelligenz. Ein idealer Richter nutzt beide – Kopf und Herz – und läßt sie ausgewogen zusammenarbeiten, um alle

Was diese Technik wirklich lehrt, ist, daß Ihr Gehirn entweder im Chaos baden kann oder daß Sie ihm kohärente (gleichmäßige), gezielte Informationen anbieten können.

Seiten deutlich zu erkennen. Dann setzt er daraus das Ergebnis seiner Feststellungen zusammen. Glauben Sie, das könnte er allein mit dem Wissen seines Verstandes? Er hat diese Position in seinem Leben erreicht, weil seine Meinung nicht festgelegt ist, damit er ein Gesamtbild erkennen kann. Wie steht es mit Ihrem inneren Richter? Wie ausgewogen ist Ihre Betrachtung unter Streß?

Wie wir gezeigt haben, hilft die FREEZE-FRAME-Übung, die Zwei-Wege-Kommunikation zwischen Herz und Gehirn zu verbessern. Es bringt das Nervensystem ins Gleichgewicht, das die Herzfrequenz, den Blutdruck und viele andere Drüsen und Organe reguliert. Der kohärente Herzrhythmus erlaubt der Großhirnrinde (dem Wahrnehmungszentren im Gehirn), eine Information effektiver zu verarbeiten. Dies in Verbindung mit ausgeglichenen Emotionen vermittelt Ihnen in jeder Situation eine intuitive, ausgewogene Betrachtungsweise. Wenn Sie FREEZE-FRAME anwenden, können Sie besser auf Informationen zugreifen, die Sie bereits in Ihrem Gehirn gespeichert haben. Neue Lösungen, die Ihr Herz anbietet, können Ihnen bewußt werden. Das ist wichtig, um erfolgreich Entscheidungen zu treffen.

Der Verstand kommt nicht allein zurecht. Ohne es zu wollen, beschränkt er sich oft (und Sie dazu!), weil er glaubt, alles zu wissen, was es zu wissen gibt.

Im Informationszeitalter ist es wichtig, offen und flexibel zu bleiben. Ständig stürmen Informationen auf uns ein und zwingen uns zu raschen Veränderungen. In dem Maß, in dem Ihre Fähigkeit zunimmt, die FREEZE-FRAME-Herzintelligenzübung anzuwenden, in dem Maße wird Ihre intuitive Intelligenz aktiv und verfügbar und bietet dem Verstand wertvolle, neue Einsichten, die er sich nicht selbst ausdenken kann. So kann Ihr Verstand aus seinen ‚Schubladen', in die er sortiert (aus seinen Standardprogrammen, wie ich sie nenne), ausbrechen. Das sind alte Einstellungen und Denkmuster, die die Wahrnehmung und die Wahlmöglichkeiten einschränken. Es ist schwierig, diese Denkmuster loszulassen, weil sie bequem sind und weil wir mit ihnen viel Sicherheit verbinden. Ein Mangel an Selbstsicherheit läßt Menschen an diesen Standardprogrammen festhalten, die sich bereits schon einmal als untauglich und wirkungslos erwiesen haben. Wenn Sie Ihre Intuition immer wieder aufrufen, finden Sie eine tiefere Sicherheit als erworbenes, intellektuelles Wissen allein bieten kann.

Wissen verändert sich ständig; aber Weisheit aus der Intuition des Herzens heraus reicht weiter und tiefer. Weisheit ermöglicht Ihnen, mit schnellen Veränderungen umzugehen, ohne Ihr Gleichgewicht oder Ihre Sicherheit zu verlieren.

Intelligenz steigern

Wenn Sie geistig überlastet sind und Ihren Verstand nicht abschalten können, haben Sie vielleicht das Gefühl, die Kontrolle verloren zu haben. Und das trifft zu, denn Sie wurden Opfer Ihres eigenen Verstandes. Um mentalen Streß so zu verwandeln, daß es ihnen guttut, wenden Sie die fünf FREEZE-FRAME-Schritte an. Begeben Sie sich in einen neutralen Zustand. Hören Sie dann auf Ihr Herz, um Ihren umherschweifenden Verstand unter Kontrolle zu bringen. Wenn Sie aus der Intuition des Herzens heraus handeln, kann der Verstand die Gangart wechseln und eine gesündere Richtung einschlagen. Wenn Sie Ihre Einstellung ändern, beginnt auch die Energie in diese Richtung zu fließen.

Viele Menschen versuchen, positiv zu denken, ohne jedoch vorher ihre Einstellung umzuschalten. Dann wundern sie sich, warum sich nichts ändert. Der Grund dafür ist, daß Einstellungen Gefühle enthalten und daß es mehr als nur ein paar positiver Gedanken bedarf, um die mit einer Einstellung verbundenen Gefühle in eine neue Richtung zu lenken – das gilt besonders für eine negativ besetzte Einstellung (wie Groll oder ein negatives Selbstbild). Allein und ohne die Stärke und die Nachsicht des Herzens kämpft der Verstand und scheitert gewöhnlich, wenn es darum geht, die Einstellung nachhaltig zu ändern. Ein Umschalten in der Einstellung herbeizuführen und beizubehalten, gelingt leichter vom Herzen aus.

> Menschen, die die FREEZE-FRAME-Übung beherrschen, können jedesmal, wenn Sie FREEZE-FRAME anwenden, ihre Gehirnwellen beruhigen. Damit steigern sie sofort ihr intuitives Verständnis und erhöhen ihre Aufnahmefähigkeit.

Man erreicht seine persönlichen Ziele besser, wenn man wirklich lernt, „mit dem Herzen ganz dabei zu sein". FREEZE-FRAME ist eine Möglichkeit, die Gefühle des Herzens in Ihre Entscheidungsfindung einzubeziehen. Es vermittelt Ihnen ein tieferes Verständnis für Probleme, das der Verstand oft übersieht. Mit etwas Übung können Sie die Gangart wechseln und sich im Laufe des Tages immer wieder an Situationen anpassen und so Energie sparen. Sie entwickeln eine gesteigerte Intelligenz, wie ich es nenne. Diese bewahrt Sie davor, die gleichen Streßmuster immer und immer wieder ablaufen zu lassen, die Ihr System auslaugen und Ihren inneren Frieden schwächen. Intelligenz wird dann gesteigert, wenn der Verstand und das Herz sich vor dem Handeln an die gleiche „Denkfabrik“ wenden.

Gewinnen mit Herz

Mit kalten Händen, kalten Füßen und bloßliegenden Nervenenden war Vicky Tomasino allein in ihrem Hotelzimmer in Los Angeles. Es war der Abend, bevor sie an der führenden Gameshow im amerikanischen Fernsehen teilnahm.

„Ich stand vier Jahre auf der Warteliste, nachdem ich die Hörproben damals in New York bestanden hatte. Vier Jahre! Ich hatte bereits jede Hoffnung aufgegeben und dachte, sie würden nie an meinem Namen denken. Aber der große Tag war morgen! Was sollte ich tun? Ich war nicht einmal in der Lage zu denken. Ich würde mich vor den ganzen USA im Fernsehen lächerlich machen. Ich spürte, wie mir alles Blut in den Kopf schoß.

Ich wanderte im Zimmer umher und überlegte, jemanden anzurufen, irgend jemanden, der mir half, zur Ruhe zu kommen. Okay, dachte ich, ich rufe meine Tochter an. Sie arbeitet am HeartMath-Institut. Sie wird mir sagen, wie ich mit dieser Situation umgehen kann. ‚Hilfe, Dana! Morgen bin ich dran, und ich kann nicht einmal mehr denken!‘

‚Denk nicht!‘, sagte sie. ‚Frage einfach dein Herz nach den Antworten.‘ Sie sagte, es sei besser, mich nicht dazu zu zwingen, mit meinem Kopf zu denken, sondern ich solle intuitiv nachspüren, was ich sagen sollte. ‚Genieß es einfach! Entspann Dich, und bleibe in deinem Herzen zentriert!‘, sagte sie weiter.

Am nächsten Tag waren die übrigen Teilnehmer logischerweise nervös. Ich saß in der Zwischenzeit einfach ruhig da und dachte nicht an Gewinnen. ‚Mach FREEZE-FRAME!', sagte ich mir selbst. ‚Hör auf mit der Panik; konzentriere dich auf dein Herz und bitte es, Dich zu leiten!'

Schließlich kam ich an die Reihe. Ich stand auf, gewann drei Tage hintereinander und war wohl der zweitbeste Gewinner, der je an der Sendung teilnahm. Warum? Weil in dem Moment, in dem ich mein Herz fragte, alles zu fließen begann. Die Wörter kamen mir einfach so in den Sinn, ohne daß ich nachdachte. Alles schien unglaublich leicht zu sein. Ich fühlte mich eingehüllt in eine positive Energie, die mich zum Sieg führte. Mit der Energie meines Herzens gewann ich über 132000 $."

Klarer werden

Wenn Sie versuchen, Informationen zu speichern, kann Ihr Verstand dermaßen überladen werden, daß er nicht mehr richtig arbeitet. Wenn Sie regelmäßig die fünf FREEZE-FRAME-Schritte anwenden, können Sie mental, emotional und körperlich auftanken und so Ihre Gedächtnisleistung und Auffassungsgabe steigern.

Ein Immobilienmakler bereitete sich auf eine Prüfung vor, die ihn in seiner Karriere weiterbringen sollte. Er beschrieb uns, daß FREEZE-FRAME ihm half, sich alles Wichtige zu merken. Als er über einer Flut von Daten brütete, konnte er die Informationen schnell und mit erhöhter Klarheit in sich aufnehmen, statt zu büffeln, bis er nicht mehr konnte. Wenn *Sie* beim Lernen am Anfang und dann wieder an den Punkten, wenn Sie sich überfordert fühlen, diese einminütige Übung durchführen, entwickeln Sie eine mentale Stärke und gesteigerte Intelligenz.

Wir haben zahlreiche Beispiele von Studenten gehört, die mit FREEZE-FRAME ihre Prüfungen verbesserten. Ein typisches Beispiel ist die Tochter einer Freundin. Sie ist gut in ihrem Studium, neigt aber zu Perfektionismus. Bei einer wichtigen Matheprüfung hatte sie noch eine Aufgabe zu rechnen, als die Schulglocke das Ende einläutete. Sie verspannte sich total. Dann erinnerte sie sich an FREEZE-FRAME, wandte es an und die Antwort „fiel ihr einfach ein“.

Kreativität steigern

Der FREEZE-FRAME-Fünfschritt ist mehr als eine Streßbewältigungstechnik. Er ist besonders nützlich, um ihre Kreativität und die Qualität Ihrer Leistung zu steigern. Er beruhigt Verstand und Gefühle und verschafft Zugang zu intuitiven Erkenntnissen. Diese Art von Intelligenz brauchen Menschen oft bei kreativen Prozessen. Kreativität selbst kommt auf vielerlei Art zum Ausdruck. Sie bedeutet nicht nur, ein Buch oder ein Lied zu schreiben, ein neues Produkt zu erfinden oder ein Bild zu malen. Ein Geschäft führen, Kinder großziehen, einen Urlaub planen oder ein Gespräch in einer schwierigen Situation – alles erfordert Kreativität.

Eine Firma aus den Top 100 stand kurz davor, die Fusion mit einem Riesen der gleichen Branche bekanntzugeben. Der Projektleiter der Fusion mußte rasch ein Kommunikationsnetzwerk für die gesamte Weltfirma mit über 200 000 Mitarbeitern aufbauen, um den reibungslosen Informationsfluß im Zusammenhang mit diesem Schritt zu gewährleisten. Er hatte schon gewisse Zeit mit Schwierigkeiten gerungen, als er beim Heart-

Math-Institut an einem Kurs für Geschäftsleute teilnahm. Als er das FREEZE-FRAME-Übungsprogramm lernte, beschloß er, dieses berufliche Problem zum Thema einer seiner Herzintelligenzübungen zu machen. Nachdem er sich fünf Minuten lang auf die Intelligenz seines Herzens konzentriert hatte, „sah" er die Lösungen und gewann die Klarheit, die er für den ganzen Plan brauchte. Er war sehr überrascht, daß er sich in einer so kurzen Zeitspanne die ganze Kommunikationsstrategie so klar vorstellen konnte und daß sie ihm so klar und verständlich erschien.

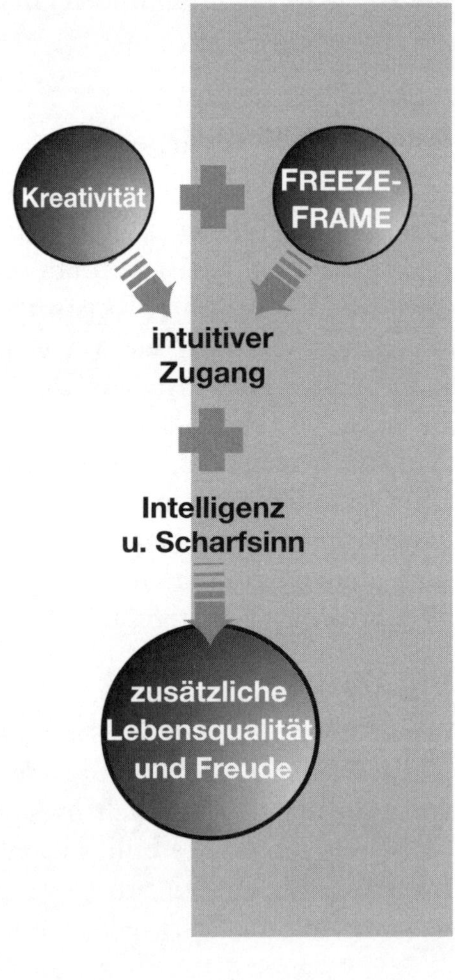

Der Verstand allein arbeitet nacheinander (digital), die Intelligenz des Herzens kann viele Informationen gleichzeitig berücksichtigen.

Wenn Sie FREEZE-FRAME anwenden, bevor Sie sich mit irgendeiner kreativen Tätigkeit befassen, profitieren Sie von der Zusammenarbeit von Herz und Verstand. Sie müssen nicht warten, bis Sie in einer Streßsituation sind. Ihre Intelligenz wird gesteigert, sobald Sie dieses Verfahren anwenden, um intuitiven Zugang zu allen Bereichen Ihres Lebens zu gewinnen.

Mit weniger Streß verfügen Sie über mehr Klarheit und mehr kreative Ideen.

FREEZE-FRAME-Arbeitsblatt

Wählen Sie eine Situation – entweder aus dem beruflichen oder aus dem privaten Leben –, die einen kreativen Schub brauchen könnte. Schreiben Sie die Situation und Ihre aktuellsten Gedanken dazu auf. Nehmen Sie sich dafür ein paar Minuten Zeit.

Projekt / Situation, die einen kreativen Schub / eine Verbesserung brauchen könnte:

____

____

____

____

____

- Richten Sie Ihre Aufmerksamkeit auf Ihre Herzgegend. Stellen Sie sich vor, Sie atmen mit Ihrem Herzen, und bringen Sie so Ihre Energie in diesen Bereich. Bleiben Sie mit Ihrer Aufmerksamkeit zehn Sekunden oder länger in diesem Bereich.
- Erleben Sie ein positives Gefühl noch einmal. Sie können dasselbe Gefühl nehmen, das Sie schon vorher ausgewählt haben, oder auch ein anderes.
- Fragen Sie jetzt mit Hilfe Ihrer Intuition und mit Ihrem gesunden Menschenverstand aufrichtig Ihr Herz: Was sind weitere kreative Möglichkeiten für diese Situation?
- Hören Sie auf die Antwort Ihres Herzens auf Ihre Frage. Bleiben Sie mit Ihrer Aufmerksamkeit in der Herzgegend, und notieren Sie die Ideen unter „Intuitive Sichtweise“.

Intuitive Sichtweise:

____

____

____

____

____

____

____

____

Kapitel 8

Die Leistungsfähigkeit am Arbeitsplatz steigern

Kapitelüberblick

- Die FREEZE-FRAME-Technik bei der Arbeit
- Krisen als Chancen
- Steigerung der Effizienz bedeutet Zeitersparnis
- Streß am Arbeitsplatz

„Der physiologische Hintergrund und die wissenschaftliche Untermauerung dieser Technik sind absolut solide; deshalb starteten wir dieses Pilotprojekt bei Shell. Ich glaube nicht, daß die Technik neu ist, aber ich glaube, daß sie bei einzelnen Menschen funktioniert – und besonders bei Technikern, das ist neu!“ (Dr. Graham Bridgewood, leitender Betriebsarzt der *Shell International*)

Die Arbeitswelt braucht mehr Herzensqualitäten. Ich könnte eine Statistik nach der anderen anführen: darüber, wie viele Menschen sich im Arbeitsleben nur wie ein Rädchen im Getriebe behandelt fühlen, nicht wie ein Mensch, und darüber, wie unbeachtet sie sich fühlen und wie unmotiviert und unproduktiv sie deshalb sind.

Die Zahl der Arbeitenden, die sich äußerst gestreßt fühlen, hat sich seit 1985 auf 46 % verdoppelt. Das Wirtschaftsleben verändert sich rasch, und es wird immer schwerer, wettbewerbsfähig zu bleiben. Firmenleiter, die ihre Mitarbeiter besser behandeln und aus dem Herzen heraus handeln, werden in Zukunft echte Wettbewerbsvorteile haben.

Der Wirtschaftsguru Tom Peters (Autor der Bücher *In Search of Excellence* und *Liberation Management*) scheint zuzustimmen: „Die Regale in den Geschäften biegen sich unter der Last neuer Produkte, doch nur wenige davon haben Herz. Serviceleistungen sind fast genauso leblos. Die meisten Hotels beispielsweise nutzten die letzten zehn Jahre, um ihren Service für die Gäste aufzupolieren. Der reine Ablauf ist besser geworden. Bravo! Aber das Herz fehlt gewöhnlich; es fehlt das echte Gefühl eines ‚Herzlich willkommen' im Gegensatz zu ‚Ich muß so tun, als wäre ich fürsorglich'."

Der Mangel an Herzensqualitäten hat die Arbeitswelt dahin gebracht, wo sie heute ist – es gibt mehr Streß und Angst als je zuvor. Die Menschen sind gnadenlos gestreßt. Jeden Tag hassen es unzählige Menschen, zur Arbeit zu gehen; ihr Herz ist nicht bei der Sache. Die FREEZE-FRAME-Übung aktiviert die Kraft Ihres Herzens und lenkt Sie in eine Richtung, in der die Arbeit erfolgreicher und befriedigender werden kann.

Weil das Berufsleben sich heute so schnell verändert, braucht man ungeheure Energie, um mitzuhalten und nicht von der Arbeit ‚aufgefressen' zu werden. Arbeit hat mit viel Denkleistung und Entscheidungen vom Kopf her zu tun, auch damit, den ganzen Tag im Kopf zentriert zu sein; viele Menschen kriegen davon Kopfschmerzen.

Wenn Sie erleben, wie schnell dieses einfache, machtvolle Mittel Ihren inneren Streß abbaut, werden Sie feststellen, daß es ein ebenso wichtiges Arbeitsmittel wie Ihr Computer ist.

Sogar in den oberen Etagen von Weltfirmen wächst ein entsprechendes Bewußtsein: Methoden werden wichtig, die den Angestellten helfen, ihre Intelligenz zu entwickeln und sie für die persönliche Zufriedenheit einzusetzen – und für die Firmenergebnisse. (Das Buch *From Chaos to Coherence*, das ich kürzlich mit dem Vizepräsidenten des HeartMath-Instituts, Bruce Cryer, schrieb, ist eine vollständige Darstellung, wie Sie HEARTMATH – HERZINTELLIGENZ im Arbeitsleben, in Unternehmen und Organisationen anwenden können. In deutsch auch bei VAK.)

Das persönliche Bewußtsein, die Leistungsfähigkeit und Intelligenz des Einzelnen zu steigern, führt zu nachweislich gesünderen Unternehmen.

Das berufliche Potential erhöhen

Fragebogen: Streß am Arbeitsplatz

Welche dieser Stressoren am Arbeitsplatz treffen auf Sie zu?

- ❑ Zu viele ‚Deadlines' (Fristen)
- ❑ Immer in Hetze sein
- ❑ Kommunikationsprobleme mit Kollegen und Kolleginnen
- ❑ Streß oder Druck wird gebraucht, um eine Arbeit zu beenden
- ❑ Leistungen werden nicht anerkannt
- ❑ Nach Feierabend plagen noch die Probleme vom Arbeitsplatz
- ❑ Unsicherer Arbeitsplatz
- ❑ Übersteigerte Fürsorge – nahe am Ausgebranntsein

Als immer mehr Firmen begannen, die HEARTMATH – HERZINTELLIGENZ-Grundtechnik am Arbeitsplatz einzusetzen, verstanden wir die praktische Bedeutung des FREEZE-FRAME-Sofortprogramms immer besser. Die Rückmeldung dieser Fachleute zeigt, daß sich noch vor den persönlichen Gesundheitsvorteilen die bessere Leistung meßbar auf die allgemeine Produktivität der Firmen auswirkt. Firmen sparen Geld. Die Beziehung zu den Kunden verbessert sich. Innerbetriebliche Konflikte nehmen ab, die Teamarbeit verbessert sich. Der allgemeine Streß ist viel niedriger als je zuvor.

Die FREEZE-FRAME-Übung bei der Arbeit

Firmenkunden von HEARTMATH – HERZINTELLIGENZ (wie *Motorola*, *Hewlett-Packard*, *Royal Dutch Shell*, *Cathay Pacific Airways* und *Boeing*) haben den Wert der Intelligenz des Herzens erlebt – die Synergie von intellektueller, intuitiver und emotionaler Intelligenz. Sie berichten von erhöhter persönlicher und betrieblicher Leistung und Gesundheit.

Einer unserer Klienten ist eine der größten kanadischen Banken. Man hat sich dort der Weiterbildung verschrieben und ließ im Laufe eines Jahres 1300 Angestellte im FREEZE-FRAME-Sofortprogramm ausbilden. Die Bank verfügte über fünf firmeninterne Trainer, die zertifiziert waren, FREEZE-FRAME zu unterrichten. Sie hielten dann Seminare für die Angestellten unabhängig von Position, Altersgruppe, sozialem Hintergrund und Bildungsgrad ab. Eine Auswahl von Angestellten wurde sechs bis acht Monate nach der FREEZE-FRAME-Ausbildung befragt, wie oft sie die FREEZE-FRAME-Übung nutzen und wie sie die Auswirkung dieser Technik auf Verhalten, Gesundheit und allgemeines Wohlbefinden beurteilen.

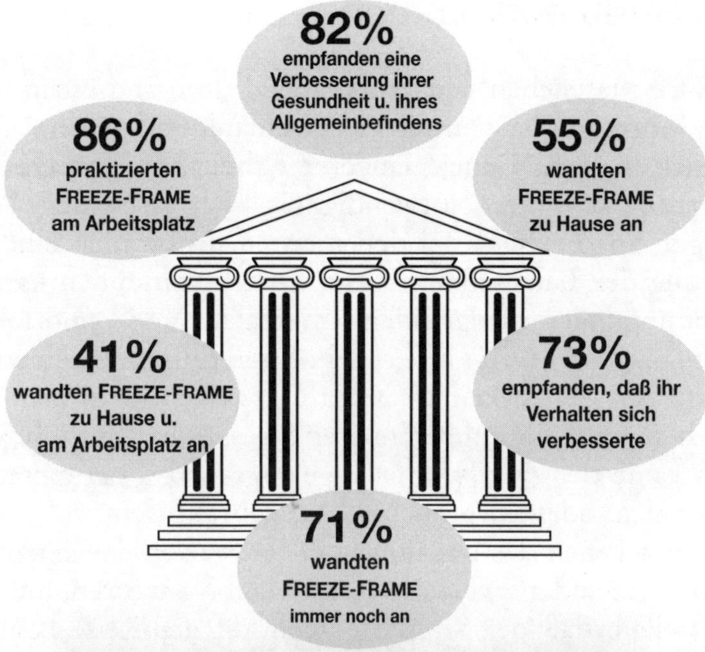

Angestellte einer kanadischen Bank, die FREEZE-FRAME anwenden

Das hat sich herumgesprochen, und Anfang des Jahres 1998 hatten über 2500 Bankangestellte an FREEZE-FRAME- und Inner Quality Management®-Schulungen (IQM) des HeartMath-Instituts teilgenommen. (Inner Quality Management-Schulungen sind spezielle HEARTMATH-Programme für Firmen; siehe auch Glossar).

Dem Streß entkommen

Das Wirtschaftsleben wird zunehmend ‚lean and mean' (englisches Wortspiel; zu deutsch etwa ‚schlank und gemein'). Dies zeigt sich in mehr Druck, längerer Arbeitszeit, größerer Verantwortung und der Notwendigkeit, sich rasch den Veränderungen anzupassen. Bei den meisten droht auch eine Verringerung der Belegschaft. Dieser Druck von außen kann, in Verbindung mit mangelndem mentalen und emotionalen Selbstmanagement, zu immer mehr Streß führen. Doch wie die dargestellten Statistiken in Kapitel 1 zeigen, sind sich viele Menschen der Gefahr ihres inneren Stresses erst bewußt, wenn sie am Ende der Zündschnur angelangt sind – bei mentalem, emotionalem oder körperlichem Ausgebranntsein.

Kommt Ihnen das bekannt vor? Sie warten das ganze Jahr auf einen ein- oder zweiwöchigen Urlaub vom Streß, um dann festzustellen, daß der Streß Sie auch auf der Reise begleitet. Auch vom Job und von der täglichen Routine wegzukommen, kann Streß bedeuten. Dann ist es in den ersten Urlaubstagen schwierig, den Verstand abzuschalten und zu entspannen. In den nächsten paar Tagen fangen Sie an, sich wie im Urlaub zu fühlen. Doch gegen Ende des Urlaubs schleichen sich die Probleme und der Druck vom Büro oder von zu Hause nach und nach wieder in Ihre Gedanken. Die letzten paar Tage sind Sie aufgrund dieser Gedanken ganz unruhig. Wenn Sie an Ihren Arbeitsplatz zurückkommen, fragen Sie sich, wo Ihr Urlaub geblieben ist.

Die Technik zur Entdeckung der Herzintelligenz zu üben, verlängert nicht Ihren Urlaub und verändert auch nicht die Anforderungen Ihres Jobs, aber es kann viele aufgestaute Spannungen ausgleichen, damit Sie Ihren Urlaub genießen können.

Krisen als Chance

Vivian Wright ist Unternehmensberaterin und zertifizierte Freeze-Frame- und IQM-Trainerin für eine der größten und erfolgreichsten Computer- und Elektronikfirmen der Welt (IQM siehe Glossar). Kürzlich stimmte sie gegen Ende einer anstrengenden Reise zu, an einer kurzen Planungssitzung für die Konferenz des weltweiten Unternehmensdesigns ihrer Firma teilzunehmen, die in der folgenden Woche stattfinden sollte. Sie freute sich auf die nächsten Tage in ihrem Büro und zu Hause, um ihren Schreibtisch und ihre Gedanken zu ordnen, als sie folgende Neuigkeit hörte: Einer der beiden Organisatoren der Konferenz war ausgefallen. Jetzt war ihr Kollege Peter in einer Vorbereitungsphase, die neu für ihn war, aufgeschmissen. Vivians Hilfe war gefragt.

„Ich wollte heimfahren und mich entspannen. Noch eine Woche unterwegs sein, war das letzte, was ich wollte", gab Vivian zu, „aber was sollte ich tun? Ein weltweites Team von 45 Leuten erwartete auf der Konferenz einen entscheidenden Durchbruch. Ich machte eine Minute lang Freeze-Frame und schaltete dann rasch um."

Vivian und Peter stellten sich der Aufgabe, einen Plan für die Konferenz zu entwerfen. „Ich wußte, daß ich das Ding zum Laufen bringen mußte", erinnert sich Vivian. „Ich hatte das Fachwissen, aber ich war von den Details überwältigt. Was würde dem Team wirklich helfen? Wo waren die Knackpunkte? Wie konnte ich wirklich effektiv sein und massiven Streß vermeiden?"

Peter waren die fünf Freeze-Frame-Schritte auch vertraut. Er schlug vor, daß sie beide die Technik anwenden sollten, um entscheidende Erkenntnisse zu gewinnen, wie sie eine kluge und effiziente Entscheidung treffen könnten. Nachdem sie gemeinsam FREEZE-FRAME angewandt hatten, trugen sie ihre Ideen zusammen und schrieben sie auf. Jetzt erschien ihnen ihre Aufgabe machbar und einfacher. „Die nächsten dreißig Minuten verbrachten wir damit, unsere nächsten Schritte zu planen, und wir fühlten uns für das Treffen vorbereitet."

Am Montag darauf erinnerte sich Vivian an die Konferenz: „Einmal wurde alles etwas verschwommen, und wir schlugen allen eine Pause vor. Peter und ich verließen den Raum. Wir gingen nach draußen, lehnten uns an die Mauer und machten das FREEZE-FRAME-Sofortprogramm. Wir kamen zu der gleichen Erkenntnissen und stellten fest, daß sie perfekt mit dem übereinstimmten, was die anderen während der Pause beschlossen hatten. Wir waren uns klarer darüber, wie wir das Firmendesign auf die Kunden zuschneiden konnten. Alles ging gut während der Konferenz. Als Team waren Peter und ich miteinander im Einklang. Mit unseren Plänen und Lösungsvorschlägen lagen wir richtig. Vor einem entscheidenden Abschnitt am zweiten Nachmittag lehrte ich die Teilnehmer FREEZE-FRAME. Die Teams arbeiteten sich danach mit offensichtlicher Gelassenheit durch kritische Teile des Designs, und die untergründige Spannung verschwand. Die Dialoge und die Arbeit waren eindeutig hochwertig."

Vivian beschrieb auch, wie anders die Flip-charts nach FREEZE-FRAME aussahen: „Sie waren nicht mehr so chaotisch, sondern sahen eher wie die Zeichnungen von Ingenieuren aus."

„Am Ende der Konferenz war das Energieniveau wirklich hoch", erzählte Vivian weiter. „Ich ging mit dem Gefühl nach Hause, eine Million Piepen wert zu sein. Statt Erschöpfung empfand ich Dankbarkeit. Ich hatte einem Freund und Kollegen geholfen, mich einer Herausforderung gestellt und dazu beigetragen, unter Druck für 45 Leute zwei erfolgreiche, produktive und gesunde Tage zu gestalten. Wir hatten Streß in Erfolg verwandelt."

Ein Effizienzschub bedeutet Zeitersparnis

Manchmal sagen mir Leute: „Das klingt großartig, aber ich bin sehr beschäftigt. Der Tag hat einfach nicht genug Stunden – ich habe keine Zeit dafür."

In Wirklichkeit sparen Sie Zeit und Energie, wenn Sie die FREEZE-FRAME-Herzintelligenzübung anwenden. Wenn Sie langsamer werden, einen Moment zurücktreten und die Dinge aus einem anderen Blickwinkel betrachten, können Sie anschließend effizienter weitermachen. Sie brauchen nur einen Moment, um aufnahmebereiter zu werden und Ihre Reaktion zu überdenken. Ihre Energie zu kontrollieren, ist keine abwegige Idee oder unrealistische Möglichkeit. Es ist machbar.

Nehmen wir an, Sie sind alleinerziehend und leitende Angestellte. Sie haben den üblichen Druck am Arbeitsplatz, verschlimmert durch das Jonglieren der Freizeitaktivitäten Ihrer Kinder, sie müssen den Haushalt schmeißen, Besorgungen machen, Rechnungen zahlen, Mahlzeiten vorbereiten und Kleidung waschen. Die Liste erscheint Ihnen endlos. Eines morgens wachen Sie spät auf. Wenn Sie feststellen, daß Sie spät dran sind, wäre das die erste Gelegenheit an diesem Tag, Ihren FREEZE-FRAME-‚Muskel' zu üben. Aber Sie sagen: „Zu spät zur Arbeit zu kommen ist ein echtes Problem. Das *regt* mich *auf*. Ich könnte meinen Job verlieren; meine Kinder werden verhungern." Es ist so verführerisch, dem Verstand und den Emotionen zu erlauben, Sie zu kontrollieren.

Dann erinnert Sie Ihr Herz daran, wie wirksam es ist, sich einen Moment Zeit für FREEZE-FRAME zu nehmen, aber Ihr Verstand unterbricht: „Aber ich ... bin ... wirklich ... zu spät ... dran! Ich habe keine Zeit für FREEZE-FRAME. Ich muß mich beeilen und habe keine Zeit für eine Pause.“ Deshalb rasen Sie umher, um fertig zu werden; Ihr Verstand zählt alles auf, was schiefgehen könnte, wenn Sie noch einmal zu spät kommen.

Das ist eine Gelegenheit, jetzt genauer hinzuschauen – in Ihr Inneres. Wenn Sie sich aufregen, gereizt und frustriert werden, weil Sie zu spät dran sind, wird das das Ergebnis nicht ändern, höchstens verschlimmern. Aber sich einen Moment zu nehmen, die Herzintelligenzübung zu machen und wahrzunehmen, daß Sie mit der Situation umgehen müssen – so oder so –, könnte Ihnen eine zusätzliche Möglichkeit bieten, sich zu sammeln und effizienter weiterzumachen – ohne die anstrengenden Auswirkungen.

Statt dessen rasen Sie aus dem Haus und vergessen Ihre Unterlagen für die wichtige Geschäftsbesprechung. Jetzt sind Sie wirklich in Schwierigkeiten, weil der Kunde Sie als zerstreut und unvorbereitet beurteilt. Da sitzen Sie nun frustriert hinter Ihrem Schreibtisch und verurteilen sich für Ihre Dummheit. Wenn Sie eine Minute lang innegehalten und FREEZE-FRAME gemacht hätten, hätten Sie genug inneres Gleichgewicht gefunden, um einen Schritt zurückzutreten und sich vor dem Weggehen zu vergewissern, daß Sie alles Nötige dabei haben. Sie wären ein bißchen später gekommen, aber Sie wären vorbereitet gewesen – und hätten sich selbst erspart, daß Ihre mentalen und emotionalen Akkus leer werden.

Kreativer Widerstand versus Streß

Viele Menschen glauben, daß Streß eine notwendige Motivation für beruflichen Erfolg ist. Sie glauben, daß die Arbeit nicht erledigt wird, wenn nicht dauernd durch sie und durch jeden anderen Adrenalin gepumpt wird. Es ist entscheidend, den Unterschied zwischen dem zu kennen, was ich *kreativen Widerstand* nenne, der Ihre Batterien wieder auflädt, und dem Streß, der Sie auslaugt und altern läßt.

Es ist wissenschaftlich erwiesen, daß Streßreaktionen die Ausschüttung von Hormonen verursachen, die im ersten Moment anregend und wunderbar sind, aber den Organismus auf Dauer erschöpfen und schädigen können. Streßreaktionen behindern die Funktion des Großhirns und damit klares, produktives Denken. Beispiel: Sie sind mitten in einer entscheidenden Sitzung, aber ein schon lange bestehender Konflikt zwischen einem Kollegen, der an der Sitzung teilnimmt, flammt gerade wieder auf. Zuerst wirkt die Spannung stimulierend, aber die körperlichen Folgen auf Sie verhindern jegliche kreative Lösung. Deshalb gehen Sie schließlich aus der Besprechung, ohne Ihre Aufgabe zu Ende geführt zu haben. Eine Stunde später, wenn sich Ihre Emotionen beruhigt haben, werden die entscheidenden Strategien klar. Mit FREEZE-FRAME hätten Sie Ihre Sichtweise ändern und einen kohärenten Herzrhythmus herbeiführen können. Sie hätten dann im entscheidenden Moment klar denken können.

Ziel ist, während der Anstrengung das Gleichgewicht aufrechtzuerhalten und zu wissen, wann Sie aufhören müssen. Ziel ist ein angenehmer Streß, so als ob Sie sich anspornen, eine zusätzliche Meile zu joggen, ohne sich über Gebühr anzutreiben. Ihr Nervensystem bleibt im Gleichgewicht, schüttet überall in Ihrem Körper Hormone für die Regeneration

„Ich gehörte zu den Leuten, die dachten, sie hätten keine Zeit, einen FREEZE-FRAME-Kurs zu besuchen. Aber als ich das Projekt sah, das ich anfangen sollte, und erkannte, daß es unzählige Stunden in Anspruch nehmen würde, beschloß ich, den Kurs zu besuchen – einfach als Pause. Er erwies sich als einer der nützlichsten Kurse, den ich je besuchte. Ich kehrte an meine Arbeit zurück, wandte die Techniken an und schloß ein schwieriges Designprojekt in einer knappen Stunde ab!" (Designingenieur bei *Boeing*)

aus und transformiert Streß in verfügbare, produktive Energie.

Wenn Sie auf beiden Füßen stehen und sowohl mit Ihrem Herzen als auch mit Ihrem Kopf denken, lindert das den Streß beträchtlich. Erinnern Sie sich: Sie wollen ein Gleichgewicht in der Zwei-Wege-Kommunikation zwischen Herz und Gehirn herstellen. Dies führt zu mehr Gelassenheit dem Streß gegenüber und zu mehr Vergnügen. Viele verstehen mittlerweile, daß es für die Arbeit entscheidend ist, auf übertriebene Fürsorge und Streß zu achten. Gleichmäßige Aufmerksamkeit für diese Bereiche ist die Grundlage für die Leistungsfähigkeit eines Unternehmens. Sie führt zu mehr Harmonie zwischen Unternehmen und Menschen.

Am heutigen Arbeitsplatz können Sie mit großem Nutzen häufig das FREEZE-FRAME-Sofortprogramm anwenden. Sie können es auf Schritt und Tritt nutzen – immer, wenn Sie sich gehetzt und überlastet fühlen; mitten in einem Disput; wenn Sie sich zu stark um einen Klienten oder um den bevorstehenden vierteljährlichen Wirtschaftsbericht kümmern; wenn Ihr Chef wieder einmal Ihre aufrichtigen Bemühungen ignoriert; wenn Sie auch zu Hause oder bei Ihrer Familie ständig an Ihre Arbeit denken; und besonders, wenn Sie sich ausgebrannt fühlen.

Viele äußere Probleme am Arbeitsplatz, die Streß verursachen, ändern sich nicht über Nacht, aber jedesmal, wenn Sie Ihre Wahrnehmung umschalten, gewinnen Sie mehr persönliche Kraft, um sich anzupassen und um wieder rauszukommen. Mit etwas Übung wird diese neue Sichtweise automatisch Teil Ihres Lebens. FREEZE-FRAME hilft Ihnen, sich an das anzupassen, was Sie nicht ändern können, und dort Lösungen zu finden, wo Sie etwas ändern können. Es ist ein gutes Gefühl, Ihre eigene Stärke zu spüren; FREEZE-FRAME hält die Hoffnung und Zuversicht in Ihnen wach. Das ist Herzensarbeit.

Kapitel 9

Stärkende Beziehungen

Kapitelüberblick

- Bessere Beziehungen
- Mit Herzeleid umgehen
- Angemessene Fürsorge versus übertriebene Fürsorglichkeit
- Mit Streß in der Familie umgehen

Nur wenn eine starke und liebevolle Verbindung zwischen Ihrem Herzen und Ihrem Verstand besteht, können Sie starke und liebevolle Verbindungen zu anderen herstellen.

Glen und Jenny waren mit den Nerven fertig. Nach sieben Jahren Ehe stritten sie immer noch über Dinge, über die sie seit dem ersten Tag uneinig waren. Wie sehr sie auch ihre Beziehung retten und ihr Interesse füreinander achten wollten, sie konnten den Groll nicht überwinden, der sich zwischen ihnen entwickelt hatte. Wenn je eine Ehe auf der Kippe stand, dann ihre. Als letzten Strohhalm suchten sie die Hilfe einer Psychologin.

Statt das Paar zu bitten, sich gegenüberzustellen und die Gefechte der jahrelangen Vorwürfe auszutragen, schlug sie ihnen einen neuen Ansatz vor. In der ersten Sitzung lernten Glen und Jenny die grundlegenden FREEZE-FRAME-Schritte.

Jedesmal, wenn ab jetzt eine Verletzung, Groll oder Vorwürfe auftauchten, wandten sie die Herzintelligenzübung an. Wenn einer von ihnen zu streiten begann, nahmen sie sich beide eine Auszeit mit FREEZE-FRAME, um sich an die Intuition ihres Herzens zu wenden und auf seine Empfehlungen zu hören. Es war, als hätte sich ein Schleier gelüftet und neue Erkenntnisse offenbart. In diesen Momenten waren beide sehr still und introspektiv. Glen bemerkte, daß jedesmal, wenn er Jenny vorwarf, ihn nicht zu verstehen, seine intensivsten Gefühle mit alten Erinnerungen einhergingen, die er seit seiner Kindheit mit sich herumtrug – aber nicht damit, was Jenny getan hatte. Und nach ein paar Minuten konnte Jenny zugeben, daß sie wußte, daß Glen sie liebte, obwohl sie ihm vorgeworfen hatte, sich nicht genug um sie zu kümmern. Mit der Zeit nahmen sie sich gegenseitig anders wahr. Sie stellten fest, daß ihnen der leichtere Zugang zu ihrer Intuition überraschende neue Möglichkeiten bot.

> Die FREEZE-FRAME-Schritte verhelfen Ihnen zu innerer Ausgeglichenheit und Stärke, so daß Sie Ihre Beziehungen effektiver gestalten können.

Innerhalb von ein paar Tagen wurden ihre Auseinandersetzungen weniger. Ihre Beziehung begann sich zu bessern. Bereits in der nächsten Therapiesitzung räumte jeder von beiden ein, er selbst halte den Kriegszustand aufrecht, nicht der Partner. Indem sie einsahen, wie sie beide zu dem Problem beitrugen, hörten sie mit den Beschuldigungen auf und konzentrierten sich darauf, ihre eigenen Reaktionen zu verändern, statt zu versuchen, sich gegenseitig zu ändern. Nach wenigen Wochen erlebten sie erneut Momente der Zuneigung und Wertschätzung, wie sie sie zu Beginn ihrer Ehe empfunden hatten.

Die FREEZE-FRAME-Schritte verhelfen Ihnen zu innerer Ausgeglichenheit und Stärke, so daß Sie Ihre Beziehungen effektiver gestalten können. Im Verlauf der Übungen beginnen Sie, authentischer und aufrichtiger zu kommunizieren. Statt durch übertriebene Fürsorge und Erwartungen die Liebe aus Ihrer Beziehung zu vertreiben, lernen Sie, echte Liebe und Fürsorge zu pflegen. Eine harmonische Beziehung mit jemandem, den Sie lieben, kann Ihre Arbeit, Ihre Gesundheit und Ihr gesamtes Wohlbefinden verbessern.

Wenn die Beziehung aber nicht funktioniert, kann sie auch einen massiven Teufelskreis aus Überfürsorglichkeit und Streß in Gang setzen. Eifersucht, Neid, die Angst, zurückgewiesen zu werden, sexuelle Frustration und Einsamkeit können dramatisch an Ihrer Vitalität zehren. Viele Menschen halten diese verunsicherten Gefühle nicht für Streß, aber sie können schlimme Folgen für die Gesundheit haben und ihr Wohlbefinden erheblich beeinträchtigen.

Ob Sie Single, verheiratet oder geschieden sind, in jedem Fall können Beziehungsprobleme so schwierig oder problematisch werden, daß Ihre gesteigerte Intelligenz gefordert ist. Wenn Sie mental und emotional im Beziehungsstreß stecken, haben Sie vielleicht das Gefühl, daß die ganze Sache es nicht wert ist – daß der Konflikt und der Schmerz, den Sie in einer Beziehung empfinden, die Einsamkeit in der Zeit ohne Beziehung überwiegt.

Wenn sich die andere Person nicht ändert

Es gibt einen häufigen Einwand, den man in Beziehungen hört. Sie haben eine angespannte Unterhaltung. Sie wenden FREEZE-FRAME an, und es gelingt Ihnen, neutral zu bleiben, aber die andere Person hackt weiterhin auf dem Problem herum, ohne

Rücksicht darauf, wie fair Sie gerade sind. Es wäre so einfach, Ihre Gelassenheit zu verlieren und zu denken: „*Na ja, wenn der/die nicht zuhört, brauche ich es auch nicht! Ich ändere mich nicht, bevor er/sie sich nicht ändert!*"

Das Leben um Sie herum ändert sich nicht jedesmal, wenn Sie FREEZE-FRAME anwenden. Seien Sie darauf gefaßt! Übersehen Sie aber auch nicht, wie sehr Ihre ausgewogene Einstellung die Menschen und Situationen, denen Sie sich gegenübersehen, beeinflußt! Schätzen Sie sich selbst für die Bemühungen, die Sie unternehmen, unabhängig vom Ergebnis. Wenn Sie in jeder erdenklichen Situation Ihr inneres Gleichgewicht aufrechterhalten, unabhängig davon, was andere tun, dann kümmern Sie sich gut um sich selbst. Das ist in Ordnung und eine gute Wahl.

Die FREEZE-FRAME-Herzintelligenzübung hilft Ihnen, die ursprüngliche Fürsorge und Liebe in Ihrer Beziehung lebendig zu halten, indem Sie sie nicht mit Streß zuschütten. Mit

Fragebogen: Beziehungsstreß

Welchem Beziehungsstreß sind Sie ausgesetzt?

- ❑ Konflikte
- ❑ Enttäuschung
- ❑ Unsicherheit
- ❑ Frustration über gesellschaftliche Umstände
- ❑ Eifersucht
- ❑ Unfähigkeit zu kommunizieren
- ❑ Einsamkeit
- ❑ Sexuelle Frustration
- ❑ Verlustangst
- ❑ Unzufriedenheit

FREEZE-FRAME können Sie vom Ärger oder von der Unsicherheit des Augenblicks zurücktreten, eine umfassende Sichtweise des Herzens entdecken und ein Netz an Verständnis zwischen sich aufbauen.

Angemessene Fürsorge versus übertriebene Fürsorge

Übertriebene Fürsorge ist einer der Hauptenergieräuber für den Menschen. Statt Ihr Leben und Ihre Beziehungen zu verbessern, hält diese Art von Fürsorge Sie in Wirklichkeit davon ab, die Menschen und Dinge, um die Sie sich sorgen, zu genießen.

Angemessene, ‚echte' Fürsorge bereichert Beziehungen. Wenn Fürsorge aber die Grenze zu Sorge oder Angst überschreitet, wird sie zu übertriebener Fürsorge. Die Emotionen schaukeln sich hoch, und bald ist man so verstrickt, als ob man in einem Streit gefangen wäre.

Die meisten Menschen nehmen an, daß Herzensgefühle übertriebene Fürsorge verursachen. Das ist nicht der Fall. Der unkontrollierte Verstand bringt die Menschen dazu, überfürsorglich zu sein. Das Herz kümmert sich, aber der Verstand verursacht Sorgen und Angst. Dies erzeugt einen leichten Dauerstreß und kann schließlich bei sich selbst und in der Beziehung zu einem Gefühl von Ausgebranntsein führen. Selbst wenn Sie nicht an diesem Tiefpunkt ankommen, kann ein Leben voller übertriebener Fürsorge zu dem Gefühl führen, in einem Flugzeug unterwegs zu sein, bei dem ein Motor ausgefallen ist.

Angemessene Fürsorge dient der Regeneration. Wie Sie bereits in Kapitel 3 gelesen haben, führen fürsorgliche Gefühle zu einem harmonischen, gleichmäßigen Herzrhythmus, was wiederum das Nervensystem ausgleicht, die Immunreaktion verbessert und zu mentaler Klarheit verhilft. Übertriebene Fürsorge hingegen führt zu einem Herzrhythmus, der Streß hervorruft, erzeugt nichtsynchrone Signale zwischen Herz und Gehirn, behindert die Entscheidungsfähigkeit, beeinträchtigt die Immunreaktion und das persönliche Energieniveau.

Dr. Anne Berlin, eine Psychologin und zertifizierte FREEZE-FRAME-Trainerin aus San Diego sagt: „Viele Frauen, die zu mir in die Praxis kommen, sind überfürsorglich. Wenn sie zu mir kommen, fühlen sie sich ausgelaugt. Manche haben immer wieder Panikattacken oder Angst, wachen mitten in der Nacht auf und machen sich allzu viele Gedanken über etwas, das sie tagsüber nicht gelöst haben. Diese Frauen brauchen Hilfe, bevor sie vor lauter Angst oder Depressionen zusammenbrechen. Ich habe die FREEZE-FRAME-Herzintelligenzübung bei vielen meiner Patientinnen eingesetzt. 40 % verspüren bereits in der ersten Sitzung eine gewisse sofortige Erleichterung. Wenn sie FREEZE-FRAME weiterhin anwenden, empfinden weitere 30 % innerhalb von vier Sitzungen Erleichterung; sie können sich dann selbst zur Ruhe bringen, ihren Herzrhythmus regulieren und ihre Energie steigern. Sie wissen das zu schätzen, weil es ihnen ein Gefühl stärkerer Kontrolle vermittelt."

Sorge ist übertriebene Fürsorge in ständiger Aktion.

Wenn Sie von Sorgen wegen Ihrer Kinder, des Arbeitsplatzes, des Verkehrs, Sports, Haustiere, Beziehungen, des Lebens und allem anderen getrieben werden, kann das im Laufe des Tages außerordentlich viel Energie kosten. Viele Leute neigen dazu, besonders in Beziehungen und bei Problemen am Arbeitsplatz ihre übertriebene Fürsorge zu rechtfertigen. Aber sie schaden sich durch übertriebene Fürsorglichkeit wesentlich mehr als Sie durch den Verlust des Arbeitsplatzes oder das Ende einer Beziehung geschädigt werden. Wir nennen jemanden einen sozialen Beutejäger, wenn er mentale und emotionale Kräfte aussaugt und sowohl beim Einzelnen als auch im gemeinsamen Umfeld zu einem beträchtlichen Energieverlust beiträgt.

Trügerisch an Überbesorgtheit ist, daß der Verstand sie immer rechtfertigen kann. Sorge und Überfürsorglichkeit erscheinen natürlich, aber in Wirklichkeit sind sie Nullachtfünfzehn-Streßmuster eines ungeschulten, weit verbreiteten Glaubenssystems. Ein wenig Sorge ist gelegentlich nur schwer vermeidbar, aber mit etwas Übung können Sie die Sorge minimieren und Ihre Gesundheit und Ihre Freude bewahren. Es ist wissenschaftlich erwiesen, daß Sorge ihren Preis hat. Nehmen Sie sie aus Ihrem Speiseplan! Sie ist voll ungesunder Zusätze. Ich weiß es aus Erfahrung.

Übertriebene Fürsorge in Beziehungen führt zu Verbindungen, die die Seele der Menschen ersticken. Mit übertriebener Fürsorge entfremden Sie letztlich die, denen Sie versuchen, näher zu kommen. Kümmern Sie sich um Menschen, aber ziehen Sie ihnen nicht die Schlinge über den Kopf! Das führt nur zu emotionalem Gepäck, das sie runterzieht, bis sie sich aus Selbstschutz von diesem Gepäck befreien und ihre Seele befreien, um wieder das Leben zu genießen. Einfach gesagt: Übermäßige Fürsorge für Menschen hindert sie daran, sie selbst zu sein. Keiner mag das. Die FREEZE-FRAME-Übung hilft Ihnen, sich Ihrer Energieverluste aus übertriebener Fürsorge stärker bewußt zu werden.

Zu Überbesorgtheit kommt es, wenn sich jemand mit Menschen, Meinungen, Einstellungen, Problemen oder Ergebnissen überidentifiziert. Oft bemerken Leute den energetischen Raubbau und schlagen im Ärger um sich. Oder die Menschen werden auf sich selbst ärgerlich, weil sie durch ihre Übertreibung selbst zum Opfer werden. Doch aus mangelnder Selbstbeherrschung sind sie weiterhin überbesorgt, erhöhen den Streß noch und bleiben in ihrer Feedbackschleife gefangen.

Übertriebene Fürsorge zu ändern, kann eine schwere Aufgabe sein. Es wäre weise, Energie auf Präventivmaßnahmen zu verwenden. Wie wissen Sie, ob übertriebene Fürsorge Ihre Vitalität schwächt? Schauen Sie die Menschen und die Themen an, um die Sie sich kümmern! Erzeugt Ihre Fürsorge in einem bestimmten Bereich Streß? Wenn Sie sich aus Fürsorge ausgelaugt fühlen, ist das eine hervorragende Gelegenheit, die Herzintelligenzübung auf die Situation anzuwenden und genauer hinzusehen, ob es sich um übertriebene Fürsorge statt um angemessene, ‚echte' Fürsorge handelt. Fragen Sie sich, während Sie die FREEZE-FRAME-Schritte durchlaufen: „Hilft meine Fürsorge mir selbst und anderen? Oder laugt sie mich und andere aus?" Erinnern Sie sich: Angemessene Fürsorge fördert die Regenerationskraft, übertriebene Fürsorge schwächt. Wenn Sie ehrlich zu sich selbst sind, werden die Intuition Ihres Herzens und Ihr gesunder Menschenverstand Ihre Sichtweise erweitern und Ihnen helfen, sich angemessen um andere zu kümmern.

Es bedarf einer gewissen Übung, den feinen Unterschied zwischen angemessener Fürsorge und übertriebener Fürsorglichkeit zu verstehen. Wenn Sie im Stau stehen und zu spät kommen, ist es normal, sich zu sorgen. Wenn sich aber Ihre Sorgen nicht in Grenzen halten, verwandeln sie sich in Angst, erschöpfen Ihre Energiereserven und können Ihnen den Rest des Tages vermiesen. FREEZE-FRAME gibt Ihnen Gelegenheit, die Energie, die Sie durch übertriebene Fürsorge verbrauchen, in Grenzen zu halten, um sich später Schmerz sowie die Nachwirkungen von Streß zu ersparen.

Erinnern Sie sich: Angemessene Fürsorge fördert die Regenerationskraft, übertriebene Fürsorge schwächt. (...) Es bedarf einer gewissen Übung, den feinen Unterschied zwischen angemessener Fürsorge und übertriebener Fürsorglichkeit zu verstehen.

Beobachten Sie sich eine Woche lang in Lebensbereichen, in denen Sie sich kümmern. Prüfen Sie, ob Sie durch übertriebene Fürsorge für sich selbst und für andere noch mehr Streß erzeugen. Ich glaube, Sie werden Spaß an dieser Übung finden, denn sie wird interessant sein und Ihnen Zeit und Energie sparen. Wenn Sie gegen Ihre Überbesorgtheit einschreiten, können Sie mit Hilfe von FREEZE-FRAME sofort verhindern, Ihr Energiekonto zu überziehen. Innerer Friede und Lebensqualität hängen davon ab, wie klug Menschen täglich mit ihrer Energie umgehen. Warum wollen Sie nachts noch schlafen und sich erholen, wenn Sie am nächsten Tag Energie vergeuden?

FREEZE-FRAME-Arbeitsblatt

(FREEZE-FRAME-Übung zu Fürsorge und Überbesorgtheit)

1. Wählen Sie ein Problem, wegen dem Sie sich derzeit übermäßig sorgen. Beschreiben Sie es kurz unter dem Stichwort „Übertriebene Fürsorge“. Es kann ein persönliches Problem sein, eines Ihrer Beziehung, Familie, Ihres Arbeitsplatzes oder der Gesellschaft.
2. Schreiben Sie unter „Kopfreaktion“, was Sie deswegen empfinden (Sorge, Angst, Frustration). Wie haben Sie auf dieses Problem reagiert?
3. Wenden Sie das FREEZE-FRAME-Sofortprogramm an:
   - Nehmen Sie eine Auszeit von dem Problem, wegen dem Sie sich übermäßig sorgen.
   - Richten Sie Ihre Aufmerksamkeit auf Ihre Herzgegend. Stellen Sie sich vor, Sie atmen mit Ihrem Herzen, und bringen Sie so Ihre Energie in diesen Bereich. Bleiben Sie mit Ihrer Aufmerksamkeit zehn Sekunden oder länger in diesem Bereich.
   - Erinnern Sie sich an ein positives, angenehmes Gefühl, und erleben Sie es noch einmal.
   - Fragen Sie jetzt mit Hilfe Ihrer Intuition und mit Ihrem gesunden Menschenverstand aufrichtig Ihr Herz, wie Sie effektiver auf die Situation reagieren könnten, so, daß Sie den künftigen Streß verringern.
   - Hören Sie, was Ihr Herz auf Ihre Frage antwortet.
4. Wenn Sie fertig sind, schreiben Sie die Antwort Ihres Herzens unter „Intuitive Sichtweise“.

Übertriebene Fürsorge:

____

____

Kopfreaktion (Sorge etc.):

____

____

Intuitive Sichtweise:

____

____

Der Verlust einer Beziehung

Der Verlust einer Beziehung kann eine traumatische Erfahrung für Menschen sein. Manche Menschen erholen sich nie davon. Dr. James Lynch schreibt in seinem Buch (*Language of the Heart*): „Die Bezeichnung ‚gebrochenes Herz' ist nicht nur ein poetisches Bild für Einsamkeit und Verzweiflung, sondern eine überwältigende gesundheitliche Realität."

Zu wenig soziale Kontakte, chronische Einsamkeit, soziale Isolation oder der plötzliche Verlust eines geliebten Menschen gehören in Amerika zu den häufigsten Ursachen für frühzeitigen Tod.

Dr. Lynch stellte einen Zusammenhang zwischen Einsamkeit und praktisch jeder ernsten Erkrankung, darunter Krebs, Lungenentzündung und Geisteskrankheiten fest. Einleuchtend war der Zusammenhang besonders bei Herzerkrankungen – obwohl sich viele Herzpatienten seltsamerweise des Gefühls von Einsamkeit nicht bewußt waren. Es war, als wären sie von ihrem eigenen emotionalen Schmerz abgeschnitten.

So erstaunlich es vielleicht erscheint, Dr. Lynch konnte nicht umhin zu folgern, daß „ganz offensichtlich Millionen Menschen buchstäblich an gebrochenem Herzen sterben". Aber es gibt Hoffnung. Obwohl das physische Herz durch ein gebrochenes Herz wirklich belastet wird, muß die Genesung nicht lang und mühsam sein.

Am Beginn eines gebrochenen Herzen standen zerbrochene mentale und emotionale Verbindungen und Erwartungen. Gefühle von Zurückweisung, Verletzung und Enttäuschung haben sich mit wirklicher Liebe vermischt, die Sie empfanden. Der Verstand spielt die Verletzung immer wieder durch und vergrößert den Schmerz, so daß Sie das Gefühl haben, Ihr Herz wäre gebrochen und alle Liebe wäre verloren. Mit der FREEZE-

FRAME-Herzintelligenzübung können Sie wirkliche Liebe von der Verletzung und dem Schmerz trennen und Ihr Herz wieder öffnen. Durch FREEZE-FRAME können Sie Ihre Macht zurückgewinnen und neue Hoffnung in die Zukunft schöpfen.

Eine der größten Herausforderungen in einer Beziehung tritt auf, wenn eine Person weggehen möchte und die andere an der Beziehung festhält. Wenn Sie derjenige sind, der festhält, können Sie das Gefühl haben, die Welt würde zusammenbrechen und als wäre jegliche Hoffnung auf Erfüllung verloren. Sie fühlen sich ganz so, als hätte sich das Leben gegen Sie gewandt; es gibt eine leere Stelle in Ihnen, die niemand füllen kann, außer dem Menschen, der sich nicht mehr für Sie zu interessieren scheint. Sie sind Opfer Ihrer eigenen Abhängigkeit von der ‚Batterie' eines anderen Menschen geworden. Wie könnte da etwas so Einfaches wie ein FREEZE-FRAME-Fünfschritt helfen?

Wenn es überhaupt eine Situation gibt, um die Kraft Ihres Herzens um Hilfe zu bitten, dann in einem solchen Moment. Es erscheint paradox, daß sich Ihr Herz, wo es doch scheinbar gebrochen ist, selbst heilen kann. Wenn Sie in solchen Momenten versuchen, sich an Ihr Herz zu wenden, spüren Sie nur den Schmerz. Was können Sie tun?

Viele Menschen ziehen sich in die Einsamkeit zurück, wenn sich Ihr Herz nach dem Ende einer Beziehung verschließt. FREEZE-FRAME kann die Genesung beschleunigen und Ihnen helfen, den nächsten Lebensabschnitt zu beginnen. Wenn sich Menschen in einer Beziehung auseinanderleben, ist es schwierig, die Kluft zu überwinden, wenn man nicht vorher die Kluft zwischen seinem eigenen Herz und Verstand überwunden hat. Dadurch läßt sich oft neue Hoffnung schöpfen.

Bei unserer heutigen Lebensweise haben Menschen keine Zeit mehr für eine lange, ausgedehnte Therapie. Alles verändert sich zu schnell, und die meisten können sie sich sowieso nicht leisten. Das Auseinanderbrechen vieler Beziehungen könnte verhindert werden, wenn die Menschen die Verbindung zwischen Ihrem eigenen Herzen und Verstand vertieften. Das FREEZE-FRAME-Sofortprogramm hilft beiden Beteiligten, zunächst die Verbindung in sich herzustellen und dann die mit dem anderen. Seichte, beschönigte Kommunikation verursacht bei einzelnen Menschen, in Beziehungen, am Arbeitsplatz, in sozialen Gruppen und in der Gesellschaft den meisten Streß. Die Menschen müssen mit dem Thema aktiv umgehen. Es lohnt sich, erst einmal zu lernen, Verstand und Emotionen in den Griff zu bekommen. Mit FREEZE-FRAME haben Sie einen praktischen Spiegel für Ihre Selbsterkenntnis zur Hand.

Einsamkeit stellt ein Risiko für Ihr Herz dar. Wir wissen heute und haben es in wissenschaftlichen Untersuchungen gezeigt, daß Gefühle wie Liebe und Fürsorge selbst erzeugt werden können und Sie weniger anfällig machen für die gesundheitlichen Risiken im Zusammenhang mit Einsamkeit. Je konsequenter Sie daran denken, sich an Ihr Herz zu wenden, wenn Sie Trost und Fürsorge brauchen, desto schneller kann die Einsamkeit vergehen, und Sie können in Ihrem Inneren einen Magneten entwickeln, der neue Beziehungen in Ihr Leben ziehen kann.

Familienbeziehungen

Die fünf FREEZE-FRAME-Schritte sind auch eine wunderbare Bereicherung für das Familienleben. Ihre Einfachheit prädestinieren sie für alle Altersstufen und für eine Fülle von Situationen in der Familie. Es bietet einen Moment Ruhe, um Übergänge reibungslos zu gestalten: von einer Aktivität zur nächsten, von der Arbeit oder Schule nach Hause, zur Schlafenszeit. Es hilft Eltern und Kindern, intelligente Entscheidungen von emotionalen Impulsen zu unterscheiden, Konflikte zu lösen und eine gesunde Disziplin als Grenze aufrechtzuerhalten.

David und Jenny Pendleton (HEARTMATH-Lehrer aus Großbritannien) brachten ihre beiden Töchter zu ihrer HEARTMATH-Prüfung mit. David und Jenny nahmen am Seminar teil, während Emily (12) und Katy (10) FREEZE-FRAME von der Kinderbetreuerin lernten.

Emily und ihre Familie wenden seitdem weiterhin FREEZE-FRAME an und unterstützen sich gegenseitig als Team, indem sie einander – und sich selbst – erinnern, das FREEZE-FRAME-‚Werkzeug' anzuwenden, um wieder in ihren Normalzustand zurückzukommen, wenn die Dinge etwas aus dem Ruder laufen. Emilys jüngere Schwester rief kürzlich von einer Freundin aus an, bei der sie übernachten wollte, und hatte etwas Heimweh. Ihre Mutti schlug ihr dann vor, die Herzintelligenzübung zu machen, um sich selbst zu trösten und ihre Traurigkeit loszulassen.

Wenn Emily mit einer Schulfreundin Streit hat und ständig darüber weitergrübelt, wendet sie FREEZE-FRAME an, um auf andere Gedanken zu kommen. Sie nutzt es auch, wenn sie besorgt oder ängstlich ist. Als sie zum Beispiel auf eine Schauspielprüfung wartete, war sie sehr ängstlich. Sie durchlief die fünf FREEZE-FRAME-Schritte, war überhaupt nicht nervös und hat ihre Sache wirklich gut gemacht.

Emily geht auf ein Internat ganz in der Nähe ihres Wohnortes und erzählte folgende Geschichte: „Ich lag im Schlafsaal, und meiner Freundin ging es nicht gut. Sie ist eine Interne (Emily ist Tagesschülerin) und war unglücklich. Sie hat nicht viele Freunde und vermißt ihre Eltern. Deshalb sagte ich ihr:

‚Probier's mal damit. Das mache ich immer, wenn ich nicht aufgeregt sein will.' Ich ging mit ihr die einzelnen Schritte durch, und es ging ihr langsam besser – es war mucksmäuschenstill im Zimmer geworden, weil alle anderen Mädchen zuhörten. Eines von ihnen hatte zu schlafen versucht. Sie hörte mir aber doch zu und dachte, sie würde es mal probieren. Auf einmal lächelte sie übers ganze Gesicht und sagte: ‚Toll, das funktioniert wirklich.' Sie hatte sich vorgestellt, richtig gut Hockey zu spielen – was ihr eine ganze Menge bedeutet. Am nächsten Tag kamen alle zu mir und fragten: ‚Kannst du mich gerade mal glücklich machen?'"

Die Sackgasse „Ich will ja nur dein Bestes!"

Zu einem typischen Konflikt zwischen Eltern und Teenagern kommt es, wenn Eltern und Teenager jeweils glauben, sie wüßten ‚es' am besten.

Beide „wissen es am besten" und sprechen nicht einmal miteinander darüber. Das ist ein offenkundiges und allzu übliches Problem. Die Folgen davon, etwas „am besten zu wissen" und nicht offen zu sein für neue Sichtweisen, kann man an der wachsenden Zahl von Schulabbrechern, an jungen Leuten, die von zu Hause weglaufen, und an der Jugendkriminalität ablesen. Diese Probleme zeugen von einer riesigen Kluft zwischen Eltern, Teenagern und unserem Schulsystem.

Nach Aussagen von Teenagern ist das größte Problem, daß Eltern (und Erwachsene im allgemeinen) nicht zuhören. Gleichzeitig haben viele Eltern das Gefühl, daß Teenager nicht zuhören. Das HeartMath-Institut veranstaltet Workshops für Erwachsene und Teenager und nutzt Techniken wie die

FREEZE-FRAME-Herzintelligenzübung, um beiden zu helfen, ihre Kommunikation zu verbessern.

In dem amerikanischen Bundesstaat Phoenix machte ein Bandenmitglied aus der achten Klasse eine HEART-MATH-Zuhörübung mit einer Frau, die für die Schulbehörde arbeitete (diese Übung wird in dem Buch *Teen Self Discovery* der Reihe HEARTMATH – HERZINTELLIGENZ beschrieben; deutsch bei VAK; Anm. d. Vlg.). Ihre Interaktion war recht überraschend. Die Frau von der Schulbehörde war zu der Einstellung gelangt, daß Banden „Feinde“ seien. Sie hatte die mangelnde Kommunikation zwischen Banden und den Schulbehörden als gegeben vorausgesetzt. Als sie sich aber ganz auf die Übung konzentrierte, war sie über die Sensibilität dieses „notorischen Unruhestifters“ überrascht und empfand unglaubliches Mitgefühl für ihn. Auch der Junge war tief bewegt. Nach dem Kurs sagte er dem Konrektor gegenüber mit Tränen in den Augen, dies sei das erste Mal überhaupt gewesen, daß ein Erwachsener ihm zugehört habe. Als Ergebnis davon fand er den Mut, aus der Bande auszusteigen.

Unterstützende Gruppen

FREEZE-FRAME in der Familie, Schule oder am Arbeitsplatz anzuwenden, ist besonders wirkungsvoll, wenn mehrere Leute es praktizieren. Dies hat sich am deutlichsten in zahlreichen Unternehmen, Organisationen und Schulen gezeigt, die die ganze Belegschaft, eine ganze Abteilung oder ein ganzes Team im FREEZE-FRAME-Fünfschritt ausgebildet haben. Wir konnten dies auch bei Familien und in vielen HEARTMATH-Übungsgruppen beobachten (in Amerika ist die Methode so verbreitet, daß Übungsgruppen organisiert werden; man spricht von „Hub"-Gruppen, Anm. d. Vlg.).

Wenn eine Gruppe von Menschen zusammen FREEZE-FRAME praktiziert, entsteht eine positive Atmosphäre voll kohärenter Kommunikation, Fürsorge und Unterstützung, die den Fortschritt des einzelnen unterstützt und das Team als solches stärkt. Jede und jeder in einer solchen Gruppe hat gelernt zu erkennen, was impulsive Reaktionen und Bewertungen sind, und hat die Chance, selbstverantwortlich zu handeln. Als Ergebnis davon lernen die Menschen, die Verantwortung für ihren eigenen Energieverbrauch und ihre eigenen Entscheidungen zu übernehmen – es sind Menschen, die ihr emotionales Durcheinander aufräumen, noch bevor sie es anrichten.

Wenn Leute diese Methode im Arbeitsleben, in der Schule oder in Familien gemeinsam nutzen, können sie das Psycho-Chaos in jeder Beziehung und in jedem sozialen Umfeld beseitigen. Unterstützung durch andere Menschen wirkt sich erwiesenermaßen wohltuend auf die Gesundheit aus. Eine Studie über die Auswirkungen von Liebe auf die Gesundheit, die in der wissenschaftlichen Zeitschrift *The Annals of Internal Medicine* veröffentlicht wurde, stellte fest, daß emotionale Unterstützung die Überlebensrate nach einem Herzinfarkt drastisch erhöhte: Patienten, denen Liebe und Fürsorge fehlten, starben mit höherer Wahrscheinlichkeit innerhalb von sechs Monaten als Patienten, die Liebe und Fürsorge in ihrem Leben erfuhren. Lisa F. Berkman, die Verfasserin der Studie (eine Epidemiologin an der medizinischen Fakultät der *Yale University*), sagt dazu: „Es gibt mittlerweile genug Beweise, um sagen zu können, daß eine mangelnde soziale Unterstützung ein Risikofaktor für das Herz ist, ähnlich wie Bluthochdruck, erhöhte Cholesterinwerte und Bewegungsmangel."[1]

Das FREEZE-FRAME-Übungsprogramm unterstützt die seelische Entwicklung, weil man mit ihm den Aufwand an mentaler und emotionaler Energie in Beziehungen und in Interaktionen mit der Familie kontrolliert. Je aufrichtiger Sie die Technik anwenden, desto mehr profitieren Sie von FREEZE-FRAME.

Aufrichtigkeit ist die Menge an Herzenergie, die Sie für ein Ziel einsetzen. Zum Beispiel könnte jemand die Absicht haben, jemandem völlig zu vergeben und allen alten Gram und Groll loszulassen. Ein paar Tage später kommen die gleichen, alten, abgenutzten Urteile und negativen Gefühle wieder hoch.

Um sich dauerhaft zu ändern, muß man sich eine Zeitlang aufrichtig bemühen, die ineffizienten Gedankenmuster der Vergangenheit vollständig loszulassen. Das Üben von FREEZE-FRAME hilft Ihnen, sich daran zu erinnern, bei all Ihren Bemühungen aufrichtig zu sein – mit Menschen, äußeren Gegebenheiten und Problemen. Aufrichtigkeit bedeutet, sich mit dem Herzen ganz für etwas zu engagieren.

Wie ich bereits erwähnte, bekommen Sie durch Engagement mit dem Herzen mehr Durchhaltevermögen, Ihre Pläne zu verwirklichen. So können Sie alten mentalen und emotionalen Schutt beseitigen und sich mit Selbstsicherheit und Wertschätzung belohnen. Als Ergebnis davon wird es Ihnen viel besser gehen – für die Menschen um Sie herum ist das wahrnehmbar. Wenn es Ihnen innerlich besser geht, spiegelt sich dies auch in Ihrer Umgebung. Ihr Innenleben zu bereinigen, ist das schönste Geschenk und die beste Unterstützung für Ihr äußeres Umfeld.

Eine unserer wissenschaftlichen Forschungen untersucht zur Zeit, ob ein Leben, das unter den Nachwirkungen abgedroschener Gedanken und Emotionen leidet, der Gesundheit möglicherweise mehr schadet als Passivrauchen, Haarspray oder Zusatzstoffe in Lebensmitteln. Sie können die Luft reinigen, Bäume retten und jedes Etikett auf Lebensmittelverpackungen lesen. Solange Sie den inneren mentalen und emotionalen Müll nicht recycelt haben, gibt es keine Hoffnung und nicht die nötige kohärente Kraft, um die wichtigen Probleme im gesellschaftlichen Bewußtsein zu lösen oder ganzheitlich Gesundheit zu erlangen. Wenn Sie lernen, Ihre innere Ökologie in den Griff zu bekommen, schaffen Sie ein neues hormonelles Gleichgewicht, das zu besserer Gesundheit und vor allem zu innerem Frieden führt. Das ist der direkte Weg, um Beziehungen in Harmonie zu bringen.

Kapitel 10

Gesellschaftliche Auswirkungen

Kapitelüberblick

- Innere und äußere Gewalt
- Schulstreß
- Die Datenautobahn
- Finanzen

Die Möglichkeiten, die gesellschaftlichen Probleme mit der Intelligenz des Herzens anzugehen, sind enorm. Es gibt Lösungen, aber wir können sie nicht finden, weil wir die gleichen Methoden beibehalten, die die Probleme verursacht haben. Mit Herz und Verstand können wir dazu beitragen, eine fürsorgliche Gesellschaft aufzubauen; Schulmodelle zu entwickeln, in denen Kinder neben ihrer intellektuellen und körperlichen Stärke ihre Weisheit und emotionale Stärke entdecken können; und unsere Institutionen mit Harmonie, Intelligenz und Wertschätzung für Mensch und Umwelt zu leiten.

Höchste gesellschaftliche Priorität besteht darin, daß jeder und jede einzelne das eigene mentale und emotionale Durcheinander in Ordnung bringt.

Fragebogen: Sozialen Streß ausgleichen

Welche dieser sozialen Probleme bereiten Ihnen Streß?

- ❑ Finanzieller Druck und finanzielle Unsicherheit
- ❑ Das Sich-Auflösen sozialer Werte in Schulen und im kulturellen Leben
- ❑ Gewalt im Fernsehen und im Kino
- ❑ Umweltverschmutzung und ökologisches Ungleichgewicht
- ❑ Medien, die sich auf beängstigende, negative Nachrichten konzentrieren
- ❑ Besorgnis wegen der Kindererziehung und wegen familiärer Werte
- ❑ Angst vor Verbrechen, Gewalt oder Katastrophen

Innere und äußere Gewalt

Gewalt in der Familie und in der Gesellschaft beginnt gewöhnlich mit ein paar ärgerlichen Worten und verletzten Gefühlen, die nicht aufgelöst werden, und eskaliert dann zu Situationen, in denen Verrat, Rage und Rache entstehen. Ungelöste innere Heftigkeit breitet sich schnell in alle Aspekte des gesellschaftlichen Lebens aus. Der soziale Streß nimmt täglich zu: mit jeder neuen Meldung über politische Unruhen, Kindesmißhandlungen, Drogenmißbrauch, Gewalt am Arbeitsplatz, über Kinder, die mit Waffen in die Schule kommen, über Obdachlosigkeit, ethnische Kriege oder andere Krisen.

Die Grundursache vieler dieser sozialen Stressoren ist die innere Gewalt, die von einer dysfunktionalen Kommunikation zwischen Herz und Gehirn herrührt. Wenn der gesellschaftliche Druck zunimmt, haben wir die Wahl: Wir können uns ängstlich zurückziehen, isoliert, ärgerlich und verbittert werden und versuchen, alles zu ignorieren; oder wir können die Verantwortung für unsere eigene Streßreaktion übernehmen. Es kommt darauf an, wie jeder einzelne von uns mit seinem scheinbar harmlosen alltäglichen Streß umgeht. Dies bestimmt, wie wir größere Stürme überstehen.

Höchste gesellschaftliche Priorität besteht darin, daß jeder und jede einzelne das eigene mentale und emotionale Durcheinander in Ordnung bringt. Wenn die Menschen lernen, die Verantwortung für ihre mentale und emotionale Unordnung zu übernehmen, können neue, kreative Lösungen auftauchen, die helfen, das soziale Chaos zu beseitigen. Dies kann die Basis für einen dauerhaften sozialen Wandel schaffen. Was immer wir über mentales und emotionales Gleichgewicht gelernt haben, haben wir wahrscheinlich nicht in der Schule gelernt. Nur selten geht unser Schulsystem auf das wichtige Thema ‚Umgang mit eigenen Gedanken und Gefühlen' ein. Aber genau das ist das fehlende Glied in der Kette zwischen persönlichem und sozialem Frieden.

Soziale Gesundheit in Schulen

Streß empfinden nicht nur Erwachsene. Nach dem amerikanischen *Social Health Index*, der von der anerkannten *Innovation in Social Policy* der *Fordham University* erstellt wurde, ist die soziale Gesundheit auf dem Tiefpunkt seit 25 Jahren angelangt, wobei die jungen Menschen am meisten leiden. Der Index zeigt, daß Kinder isolierter und pessimistischer sind

Kinder und Streß

- In den 40er Jahren waren die Hauptprobleme an öffentlichen amerikanischen Schulen nach Aussagen der Lehrer: Dazwischenreden, Kaugummikauen, in den Gängen lärmen und umherrennen.
  In den 90er Jahren führten die Lehrer als Hauptprobleme an: Drogenmißbrauch, Alkoholmißbrauch, Schwangerschaft, Selbstmord, Raub.[1]
- 20 % der amerikanischen Kinder haben nicht einmal ein zehnminütiges Gespräch mit ihren Eltern pro Monat.[2]
- Die Zahlen der amerikanischen Teenagerschwangerschaften sind weiterhin mit die höchsten in den Industrie-Nationen: Ungefähr 1,1 Millionen Mädchen im Alter von 15 bis 19 wurden 1991 schwanger.[3]

und weniger Gemeinschaftsgefühl haben. Der gemeinnützige *Children's Defense Fund* dokumentiert, daß sich über 80 % der Teenager Sorgen machen wegen Gewalt, Alkoholproblemen, Waffenbesitz, Sex, Drogen und der Suche nach einem Ausbildungsplatz.

In ganz Amerika führen Schulbehörden das FREEZE-FRAME-Übungsprogramm in den Schulen ein, um Kindern und den Betreuern zu helfen, neue, gesündere Arten der Kommunikation und des Umgangs zu finden.

Eines unserer speziellen Erziehungsprogramme galt Schülern einer Mittelschule in Florida. Ein Schulberater stellte fest, daß viele Schüler in der Schule durch soziale Zwänge, Angst und Depression vom konzentrierten Lernen abgelenkt wurden, obwohl sie geistig durchaus dazu in der Lage waren. Deshalb wurde unsere Pädagogikabteilung gebeten, einen Kurs für sie zu entwickeln. Seine Grundlage ist der FREEZE-FRAME-Fünfschritt; er soll Schülern helfen, Streß zu reduzieren, mit ihrer Aufmerksamkeit beim Lernstoff zu bleiben, ihre Kommunikationsfähigkeit und ihre Beziehungen zu Gleichaltrigen, Lehrern und den Eltern zu verbessern.

Es zeigte sich, daß das genau das war, was die Jugendlichen brauchten. Sie erzielten mit diesem Wissen enorme Verbesserungen in Bereichen wie: Umgang mit Ärger, Mitgefühl mit Gleichaltrigen, Arbeitsmotivation, Beziehung zu den Eltern, Führungsqualitäten, Selbstkontrolle, Einstellung zur Schule. Unter der Leitung der Schulberaterin Lorie Russell – der Leiterin des Projekts – sind die Schüler der Mittelschule jetzt Mentoren für 150 Erst- bis Viertkläßler aus einer anderen Schule in der Nähe. Das Programm erhielt verschiedene staatliche Zuschüsse vom Bundesstaat Florida und von der Regierung in

„Die Idee mit der FREEZE-FRAME-Herzintelligenzübung, die wir heute in einem Seminar kennengelernt haben, gefiel mir sehr gut. Ich probierte sie gleich im Geschichtsunterricht aus, als dieser eine Junge sich wirklich blöd benahm. Mir war danach, ihm eine reinzuhauen, aber dann erinnerte ich mich. Ich stoppte jeden Gedanken, den ich hatte, und dachte nur an meine Familie und wie ich sie liebe und sie mich. Ich beruhigte mich sofort und lächelte. Ihm eine reinzuhauen war einfach nicht mehr wichtig. Ich bin sicher, dieses Institut half heute den Lehrern und wird in den nächsten Seminaren noch viel mehr Menschen helfen.“ (Tony, 13, ein Schüler, der am HEARTSMARTS-Kurs der Mittelschule in Florida teilnahm)

Washington. Mittlerweile bietet die Schule auch in anderen Schulen in der Umgebung einen zweijährigen Wahlkurs unter dem Namen HEARTSMARTS® (deutsch etwa „mit dem Herzen pfiffig sein") an.

Schüler der Mittelschule über HEARTSMARTS:

„Danke für das Programm HEARTSMARTS. Es hat mir wirklich viel geholfen, denn vorher hatte ich mit einem meiner Freunde eine Rauferei, aber dann machte ich FREEZE-FRAME. Ich fand heraus, was das Problem war, und mein Freund und ich gingen das Problem gemeinsam an. Jetzt sind wir wieder die besten Freunde!" (Jason)

„FREEZE-FRAME hat mir wirklich in meinem Leben geholfen. Wenn ich in Streß gerate, wende ich FREEZE-FRAME an, dann tue ich nichts, was ich später bereue. Es hilft mir, Situationen zu vermeiden, wie einen Streit mit meiner Mutti und eine Rauferei mit einem Freund. Das hilft mir wirklich im Leben. Um die Wahrheit zu sagen: Zuerst glaubte ich nicht daran, daß es funktioniert, doch ich habe mich selbst widerlegt. Es funktioniert tatsächlich! Danke." (Terry)

„Danke für Ihr Übungsprogramm zur Herzintelligenz. Es half mir wirklich im Umgang mit Streß. Ich schätze sehr, daß Sie sich um uns kümmern und wissen, daß auch Teenager in Streß geraten. Die meisten Menschen sind sich der Tatsache nicht bewußt, daß Teenager Probleme haben, wegen der sie sich Sorgen machen, ebenso wie Erwachsene. FREEZE-FRAME sollte in mehr Schulen unterrichtet werden, vielleicht sind wir dann in Amerika nicht mehr so verklemmt." (Mary Beth)

Kinder in Therapie oder Behandlung

Phyllis Gagnier (eine selbständige, zertifizierte HEARTMATH – HERZINTELLIGENZ-Trainerin und Beraterin für Schulen, soziale Gruppen und private und öffentliche Organisationen) erzählte uns folgende Geschichte: „Ich arbeite als Trainerin mit Lehrern, Eltern und stark gefährdeten Kindern. Diese Kinder sind unter Vormundschaft gestellt oder haben massive Probleme zu Hause.

Kürzlich hatte ich mit einer Gruppe von Kindern zu tun und malte ein großes Herz an die Tafel. Ich sagte: ‚Laßt uns herausfinden, was in unserem Herzen ist!' Einer der Jungen sagte, in seinem Herz sei gar nichts. Ich antwortete: ‚Wollen wir uns einfach an unser Herz wenden und hinhören, um herauszufinden, was dort ist!' Zu meiner Überraschung malte er einen sehr zarten Flötenspieler und eine wunderbare Blume. Das war einfach großartig. Ein anderes kleines Mädchen hatte wunderbare Dinge gemalt, sie dann aber mit einem X durchgestrichen und gesagt, da sei nichts drinnen. Am nächsten Tag fragte ich: ‚Was hält die Dinge davon ab, in deinem Herzen zu sein?'

> Wenn die Kinder mit ihrem Herz in Kontakt sind, geht es ihnen gut …

Ein ehemals suizidgefährdeter Junge begann, zerrissenes Papier in die Luft zu werfen. Das sah für mich aus, als wären lauter Schneeflocken um ihn herum; es war wunderschön. Auf einmal taten das alle. Es gab eine Gratisrunde für alle. Jeder warf Papier in die Luft; das war wie ein Tanz. So etwas hatten sie noch nie gemacht. Ich spürte, daß sie einen Augenblick erlebten, den sie noch nie erlebt hatten, daß sie etwas Spontanes und Reiches und sehr, sehr Wunderbares erfuhren.

Ich blieb an diesem Abend länger und schaute der Gruppe beim Volleyballspielen zu. Plötzlich gingen sie aufeinander los, und ich saß an der Seite und beobachtete sie. Sie balgten und rauften ein wenig. Deshalb rief ich: ‚Geht das etwa von eurem Herzen aus? Probiert, mit ganzem Herzen zu spielen!'

Ein Kind hielt inne, dachte einen Moment nach und sagte dann: ‚Es tut mir leid, das kam nicht aus vollem Herzen.' Dann begannen sie, einander zu beobachten, und einige Erzieher nahmen diese Idee auf: ‚He! Mit ganzem Herzen! Laßt euer Herz sprechen!'

Bald spielten sie mehr wie ein zusammengehöriges Team. Es war unglaublich. Einer der Erzieher wandte sich zu mir und sagte: ‚Es ist das erste Mal überhaupt, daß sie so zusammenspielen.' Das ergibt Sinn, nicht wahr? Wenn die Kinder mit ihrem Herzen in Kontakt sind, geht es ihnen gut, und sie können für einen Augenblick aufhören, sich schlecht zu fühlen."

Die Datenautobahn

Eine der bedeutendsten Veränderungen im Berufsleben, auf Regierungsebene und in der Gesellschaft ist heute die Entstehung einer gigantischen Datenautobahn. Milliarden werden für ihre Planung und Einrichtung ausgegeben. Experten aus der Industrie halten es für möglich, daß jeder Haushalt, jedes Unternehmen, die Regierung und Institutionen über den Computer oder Fernseher mit einem riesigen, globalen Informationsnetz verbunden sind. (1998 sind bereits 100 Millionen Menschen über so ein Netz verbunden.)

Schwerwiegende Bedenken wurden erhoben. Welches Unheil werden Hacker anrichten? Wird es auf dieser Autobahn ein Gegenstück zum Kidnapping geben? Wie steht es um Fehlinformationen? Gehirnwäsche? Ist die Privatsphäre gefährdet? Meiner Meinung nach müssen zwei Arten von Datenautobahnen gebaut werden. Eine ist „der Himmel" – digitale Hochgeschwindigkeitsnetze und Satellitenverbindungen müssen her. Die andere und wichtigere ist die „Straße" – die in die Herzen der Menschen führt. Letztere hat mit der Qualität der zwischen Menschen ausgetauschten Informationen zu tun.

Technologien bringen zweifellos viele Annehmlichkeiten, können aber auch neue Komplexität und Komplikationen mit sich bringen, mit denen die Menschen Schritt halten und die sie verstehen müssen. Streß kann ein großes Problem sein auf der Datenautobahn – Streß aufgrund verwirrender Kommunikation, fragwürdiger Regelungen und möglicherweise neuen Formen von technologischer Gewalt. Das FREEZE-FRAME-Sofortprogramm ist eine Technologie für Menschen, mit der sie zuerst Dateningenieure ihres Inneren werden können – zwischen ihrem eigenen Herzen und Verstand. Diese Autobahn ist ein Zwei-Wege-Kommunikationssystem zwischen dem Herz und den höheren Wahrnehmungszentren des Gehirns. Diese primäre Informationsautobahn ist noch nicht gebaut. Der globale Streß ist sowohl Beweis dafür als auch Folge davon.

Viele Menschen sind heute fasziniert, neue Netzwerke zu errichten, wünschen sich aber, sie hätten eine Extraportion ‚Fleisch' (mehr lebendige Information, die Menschen hilft), um Inhalte durch dieses Netzwerk zu verbreiten. Das innere Netzwerk zuerst zu errichten, führt zu wirklicher Kommunikation zwischen Menschen. Das kann dann zu kohärenter, besserer Kommunikation zwischen Unternehmen, Regierungen und Institutionen führen. Die fertiggestellte individuelle Autobahn hilft, einen grundlegenden Frieden wiederherzustellen.

Was dann die neue Superautobahn passiert, kann lebendige Information sein, mit der die Menschheit ihr ganzes technologisches Potential verwirklichen kann.

Finanzielle Probleme

Finanzieller Druck kann konstante Angst verursachen, die alle Lebensbereiche betrifft – unabhängig von der Höhe Ihres Einkommens. Ob Sie gerade Ihre Raten für das Haus zahlen können, Tausende verloren haben, als der Ölpreis fiel, oder sich Sorgen machen, wie Sie Ihre Familie durchbringen sollen: Angst erschwert die Möglichkeit, zu kreativen Lösungen zu finden. Angst kann Ihren Blickwinkel verzerren, so daß Sie in dem Gedankenmuster steckenbleiben, nur glücklich und sicher zu sein, wenn Sie mehr Geld haben, mehr technische Geräte oder das neueste Computer-Update, ein schöneres Haus, Auto oder einen besseren Arbeitsplatz. Selbst wenn Sie das alles haben, können Sie sich darüber Sorgen machen, alles zu verlieren oder daß Ihre Kinder es sich nicht leisten können werden, all das zu halten.

Finanzieller Druck kann ganz real sein, wenn Rechnungen fällig werden oder Steuern zu zahlen sind, besonders, wenn ein Familienmitglied arbeitslos geworden ist oder Sie versuchen, die Ausbildung Ihrer Kinder zu finanzieren. Diese finanziellen Zwänge beeinflussen so viele verschiedene Dinge, wie zum Beispiel die Zeit, die Sie für die Familie oder für Freunde zur Verfügung haben oder die Einstellung bei der Kindererziehung, um nur einige zu nennen. Die FREEZE-FRAME-Schritte helfen Ihrem Herz zu verstehen, was Ihre innersten Werte sind (was Sie und Ihre Familie für ein ausgeglichenes und erfülltes

Leben wirklich brauchen), und es hilft Ihnen, Ihre Emotionen jetzt gerade in den Griff zu bekommen.

FREEZE-FRAME ist kein Zauberstab, der Ihre Rechnungen bezahlt, Ihnen zu zwei Monaten Urlaub pro Jahr verhilft oder Ihre Lieblingsaktien in die Höhe treibt. FREEZE-FRAME kann Ihnen aber helfen, mental und emotional kontrolliert mit Ihren aktuellen Herausforderungen umzugehen, damit Sie kluge, intuitive Entscheidungen treffen – und sich an das erinnern, was Sie schon tief in Ihrem Inneren wissen.

Mit dem Unerwarteten umgehen

Die gesellschaftliche Realität heutzutage ist diese: Egal, wie sehr wir es zu verhindern suchen, wirft das Leben uns doch schwierige Bälle genau dann zu, wenn wir nicht darauf vorbereitet sind.

Es kann schnell zu einschneidenden Veränderungen kommen. In einem Moment geht es Ihnen gut, der nächste kann schon ein Riesendurcheinander sein. Im einen Moment ist Ihr Arbeitsplatz sicher, im nächsten entläßt die Firma 15 % der Angestellten. Im einen Moment schlafen Sie, im nächsten bahnen Sie sich Ihren Weg durch den Schutt eines Erdbebens, einer Überschwemmung, eines Feuers.

So ist das Leben nun einmal – das heißt, es verläuft unabhängig von Ihren Wünschen und Vorlieben. Je mehr Sie sich während Veränderungen an Ihr Herz wenden, um sich sicher zu fühlen, desto leichter können Sie Veränderungen als

Herausforderungen erleben, mit denen Sie auf gesunde Art und Weise umgehen können. Deshalb ist es wichtig, daß Sie Ihre Werte und Prioritäten jetzt festsetzen. Die FREEZE-FRAME-Herzintelligenzübung soll Ihnen dabei helfen, Ihre innersten Werte zu entdecken und Sie daran erinnern, nach ihnen zu leben, wenn sich irgendein Druck aufbaut, Sie aus der Bahn zu werfen. Wenn Sie üben, wird Ihr innerer ‚Muskel' stärker, um den Druck loszulassen, bevor er zu stark wird.

Es gibt eine Menge Alltagsgeschichten darüber, wie leicht einfache soziale Begegnungen fröhlich beginnen und dann rasch zu einem Durcheinander werden, das später bereinigt werden muß. Sie sind an einem Freitagabend im Sommer zum Grillen bei Ihrem Nachbarn Sam. Die Woche war hart, und Sie freuen sich auf eine kleine Entspannung. Bei der Ankunft sind Sie noch ein wenig angespannt von der Arbeit, und ohne viel darüber nachzudenken, reißen Sie einen Witz darüber, wann er wohl das letzte Mal seinen Rasen gemäht hat. „Warum lädst Du das nächste Mal nicht ein paar Kühe ein, die würden Deinen Rasen lieben!" Sam ist beleidigt, und die Spannung steigt. Ihrer Meinung nach reagiert Sam ein wenig zu heftig. Es war ja schließlich nur ein Witz. Sie dachten, Sie hätten einen Witz gemacht, doch niemand lachte.

Das ist eine ausgezeichnete Gelegenheit für einen FREEZE-FRAME-Durchgang. Wenn Sie erkennen, was als nächstes passieren könnte, und rasch einen Schritt zurücktreten, könnten Sie das Durcheinander verhindern, das Sie durch den Fauxpas angerichtet haben. Falls Sie das nicht tun, ist die Party im Eimer, sobald Sam sich mit einer Bemerkung revanchiert, zum Beispiel wie schäbig Ihr altes Auto die Einfahrt aussehen läßt, und Sie ärgerlich reagieren. Dann Party ade! Sie haben sich nicht nur selbst um das Vergnügen gebracht, Sie haben auch jemand anderen geärgert.

Wenn Sie sich an Freeze-Frame erinnern und die fünf Schritte anwenden, können Sie diese Gedankenlosigkeit des einen Sekundenbruchteils wieder ausgleichen, indem Sie die Intuition Ihres Herzens den nächsten Schritt bestimmen lassen, sich um Sam kümmern und die Party wieder zum Laufen bringen. So ersparen Sie sich viel Konflikt und Streß. Indem Sie sich ‚abkühlen', können Sie die mißliche Lage auflösen und oft das schlimmste Szenario verhindern. Kontrollierte Reaktionen ersparen an vielen Tagen Energie. Zu der gleichen Dynamik kann es bei einer geschäftlichen Besprechung kommen, bei einer Schulkonferenz oder bei einem politischen Gipfel.

Über das Herz haben Sie Zugang zu Ihrem wahren Selbst und lernen, ganz Sie selbst zu sein. Stärker mit der Intuition Ihres Herzens in Verbindung zu bleiben, wäre wie ein Traum, der wahr wird. Träume müssen keine Luftschlösser sein. Wenn der Himmel auf der Erde erreichbar wird und als innere, seelische Merkmale in wissenschaftlichen Untersuchungen gemessen werden kann, sind Lösungen für einige unserer größten gesellschaftlichen Streßfaktoren nicht mehr so fern. Freeze-Frame unterstützt Sie dabei, für die Anweisungen Ihres Herzens sensibel zu werden – es vermittelt Ihnen die Kraft, sich innerlich grundlegend zu ändern.

> Ohne ausreichende Herzensqualitäten erscheint Ihnen das Leben, als ginge es nur ums Überleben.

Nehmen Sie sich diesen Aspekt zu Herzen, und wenn Sie ein solches Selbstgespräch führen, hören Sie genau auf Ihre vernünftigen Gedanken, handeln Sie dann danach und erleben Sie den Unterschied, den das ausmacht. Üben Sie dies noch ein wenig, und Sie werden überrascht sein, was Sie erreichen können. Ob es um eine Party geht, darum, einen Freund zu besuchen, oder um einen Geschäftsabschluß – Eigenschaften wie Liebe, Fürsorge, Wertschätzung und Feinfühligkeit wirken wie eine frische Brise. Die Menschen fühlen sich immer zu jemandem mit diesen Qualitäten hingezogen. Sie können üblicherweise die Stimmung der anderen um sie herum heben.

Manche sind damit von Geburt an gesegnet; manche von uns müssen ein wenig länger üben, um solche Eigenschaften ans Licht zu bringen. Aber keine Angst: Da Sie ein Herz haben, verfügen Sie bereits über diese Qualitäten; sie müssen nur entdeckt werden und brauchen vielleicht etwas Hilfe, um hervorzukommen. Die FREEZE-FRAME-Herzintelligenzübung kann Ihnen, Schritt für Schritt, in jedem Augenblick helfen, das Tempo zu drosseln, um festzustellen, wie Ihr Herz und Ihre Seele handeln würden. Wenn Sie lernen, ganz Sie selbst zu sein, erleben Sie viel Freiheit und verhindern Streß.

Der ‚Lohn'

Die Energie, die Sie sparen, wenn Sie innehalten und lernen, wirksame Entscheidungen zu treffen, läßt Sie Zeit gewinnen. Unwirksame Entscheidungen hingegen halten Sie in der üblichen linearen Zeit fest und führen zu einem Energieaufwand aufgrund von Streß und Zeitverlust. Die FREEZE-FRAME-Technik anzuwenden, läßt Sie Energie sparen und Zeit gewinnen.

Halten Sie in Situationen inne, lauschen Sie aufmerksam auf Ihr Herz, stellen Sie dann fest, wie Sie sich in diesem Moment mit der Situation arrangieren können – das heißt *im voraus*, nicht *im nachhinein*. So kontrollieren Sie wirkungsvoll impulsive Reaktionen auf Menschen, Orte und Probleme.

Das ist genauso, als ob wir Kindern sagen: „Bleib stehen,

schau und höre hin, bevor Du über die Straße gehst!“ Wenn Sie lernen, wirklich hinzuhören, können Sie Probleme bewußt statt nach einer festgefahrenen Reaktion einschätzen. Dann können Sie, wie Sie es Kindern sagen, in beide Richtungen schauen (mit Herz und Verstand), bevor Sie zum Handeln übergehen und seine Folgen erleben. Aufrichtigkeit ist der Schlüssel.

Unmengen von Menschen leben nur, um zu überleben, und tun so, als hätten sie Spaß im Leben. Zu wenig Vergnügen ist wie eine Hungerkur für unser mentales, emotionales und körperliches Leben. Wenn Sie lernen, Ihrem Herz zu folgen und die Wünsche Ihres Verstandes ins Gleichgewicht zu bringen, erholen Sie sich ganzheitlich, erhöhen Ihr Vergnügen und Ihre Flexibilität und machen Ihren Geist aktiver.

Unkontrollierte Reaktionen auf die Situationen des Lebens sind eine Form des Schlafwandelns.

Die Kraft der Hoffnung

Millionen von Menschen empfinden die tägliche Existenz wie eine endlose Tretmühle ohne eindeutiges Ziel. Manche empfinden sie wie eine Art Kämpfen gegen hohe Wellen.

Stellen Sie sich vor, Sie treiben im Ozean. Sie und Ihr Partner rudern tagelang auf Ihrem Lebensfloß auf der Suche nach Land. Schließlich sind Sie beide so erschöpft, daß keiner von Ihnen die Ruder mehr heben kann. Alle Hoffnung, Land zu sichten, ist dahin, und Sie geben auf. Sie liegen im Boot und warten auf den Tod. Dann blicken Sie auf und sehen ein Stück

Land. Hoffnung! Dieser eine Funke von Hoffnung erneuert Ihre Kraft und Vitalität, um kraftvoll zu rudern, damit Sie an Land kommen. Vor einer Minute noch waren Sie erschöpft und dem Sterben nahe.

Hoffnungsvolle Gedanken, Emotionen und Einstellungen erhöhen das Energieniveau. Hoffnungslose Gedanken und Einstellungen kosten Energie und setzen Ihre Kreativität außer Kraft, am Arbeitsplatz und auch sonstwo. „Wie soll man keine hoffnungslose Einstellung haben, wo doch das Leben so hoffnungslos erscheint?" Viele Menschen entdecken, daß die Hoffnung wieder in ihr mentales und emotionales System zurückkehrt, wenn sie lernen, ihrem Herz zu folgen. Dies wiederum kann sich auf den Körper wie ein Heiltrank und wie eine Vorsorgemaßnahme gegen viele Krankheiten auswirken.

Wissenschaftliche Forschungen bestätigen zunehmend die entscheidende Rolle positiver Emotionen wie Hoffnung dabei, Streß zu lindern und die Gesundheit zu verbessern. Die Epidemiologin Dr. Lisa Berkman (*Yale University*) stellte außerdem fest, daß positive, emotionale Unterstützung die Konzentration der chemischen Stoffe Norepinephrin und Kortisol im Gehirn verändert. Auch wenn die genaue Wirkung dieser chemischen Stoffe auf das Herz erst noch untersucht wird, wird doch angenommen, daß sie den Blutdruck und die Reaktion des Herzens auf Streß beeinflussen. Der auf dem Gebiet führende Forscher Dr. Jeffrey S. Levin (Lehrbeauftragter für Allgemeinmedizin an der *Eastern Virginia Medical School*) trug über 250 veröffentlichte, empirische Studien zusammen, die den statistischen Zusammenhang zwischen positiver Einstellung, Spiritualität und verschiedenen positiven Gesundheitsergebnissen belegen. Nach Levin ist soziale Unterstützung ein Schlüsselaspekt. Ebenso helfen Hoffnung und die Fähigkeit, zu vergeben, dabei, wirkungsvoller mit Streß umzugehen.

Die Hoffnung auf inneren Frieden und eine höhere Lebensqualität ist ein Bedürfnis unseres eigenen Herzens. Wenn man aber nicht lernt, auf das eigene Herz zu hören, kann diese Hoffnung nicht wirklich wahr werden. Meine Absicht ist, Mittel anzubieten, die Menschen helfen, auf ihr Herz zu hören und diese Hoffnung im Alltag zu verwirklichen – im beruflichen, sozialen und privaten Zusammenleben.

Mangel an innerem Frieden und Frustration rühren oft daher, daß Menschen einen Tag ihrem Herz nahe sind und am nächsten Tag das gleiche Problem mit ihrem Verstand betrachten. Häufig ist das, was sie für ihren Verstand halten, ihr Herz – und umgekehrt. Es ist schwierig, den Unterschied zu kennen, bevor Sie nicht bei jedem Problem innehalten und genauer hinschauen. Das FREEZE-FRAME-Sofortprogramm ist ein einfaches Verfahren für dieses gründliche Hinschauen und stellt eine engere Verbindung zwischen Ihren wahren Gefühlen her als Ihre impulsiven Reaktionen es vermögen.

FREEZE-FRAME ist kein Zauberstab, es ist einfach eine Gelegenheit, die Sie ergreifen können – eine Chance, in bestimmten Situationen auf Ihr Herz zu hören. Dennoch müssen Sie entscheiden, ob Sie der Stimme Ihres Herzens folgen. Ihr Leben wird geradezu magisch, wenn Sie die Kraft haben, die Wahl des Herzens zu erkennen und nach ihr zu handeln. Wie ich bereits sagte, leiden Menschen unter wiederkehrenden Streßmustern, obwohl ihr Herz ihnen bereits sagt, daß sie Veränderungen vornehmen sollen. Der unkontrollierte Verstand unterdrückt die Stimme des Herzens und schiebt die Schuld für Ihr dauerndes Elend und Ihren mangelnden inneren Frieden auf andere Menschen und Probleme. Dabei ruft der Verstand in verschiedenen Lebensbereichen Hoffnungslosigkeit und Verzweiflung hervor.

Sie können andere zum Narren halten und oberflächliches Glücklichsein vortäuschen, doch im Inneren wissen Sie genau, ob es Ihnen gut geht und Sie Lebensqualität erfahren – oder nicht. Wenn Sie FREEZE-FRAME anwenden und mehr auf Ihr Herz hören, verwandeln Sie diese vom Verstand hervorgerufenen Streßmuster in Selbstsicherheit und in Lebensqualität Ihrer derzeitigen Lebensumstände. Wenn Sie mit dem Üben anfangen, werden Sie dennoch immer wieder in alte Muster zurückfallen. Aber machen Sie sich nicht fertig deswegen! Sich selbst zu kritisieren zerstört die Hoffnung schneller als andere Menschen das mit ihren Kommentaren und Haltungen erreichen können. Sich selbst fertigzumachen erscheint auf der Verstandesebene gerechtfertigt, doch Ihr Herz weiß, daß diese Selbstverurteilung den Streß und das Unglücklichsein nur verstärkt. Sie können das durch das FREEZE-FRAME-Sofortprogramm stoppen, aber erwarten Sie nicht von einer einzigen Anwendung die totale Erleichterung!

Sie können diese Muster, sich selbst fertigzumachen, ändern. Seien Sie da zuversichtlich. Durch Ihre Bemühungen, sich innerlich zu ändern, verschwinden die Verzerrungen immer mehr aus Ihren äußeren Beziehungen. Wenn Sie nach Ihrem Herzen handeln, vermeiden Sie viel von dem Streß, der vom bestimmenden Verstand herrührt. Es ist komisch, daß viele Menschen Kontrolle von außen fürchten, und dabei unter der Kuratel ihres eigenen Verstandes stehen, solange sie nicht mit ihrem Herzen zusammenarbeiten. Indem Sie auf Ihr Herz hören, lernen Sie, Ihr wahres Selbst zu verwirklichen und frei zu leben. Das Herz lenkt den Verstand und hilft Ihnen bei der weiteren Entwicklung.

Der neue Mann und die neue Frau werden die sein, die gelernt haben, ihrem Herz zu folgen und ihren Verstand zu kontrollieren. Mit der Weiterentwicklung der Psychologie wird die Menschheit merken, daß wahre Freiheit darin besteht, ein dauerhaftes Joint-venture und eine Partnerschaft zwischen Herz und Verstand herzustellen. FREEZE-FRAME hilft, diese Freiheit in die Wege zu leiten und einen wirklichen Paradigmawechsel im Leben herbeizuführen – eine spürbare individuelle Entwicklung – und zwar unmittelbar.

Ich hoffe aufrichtig, daß Sie mit dem FREEZE-FRAME-Fünfschritt Spaß haben und wirkungsvolle Ergebnisse erzielen. Dieser Prozeß ist Ihnen sozusagen angeboren. Unsere Methode unterstützt Sie nur dabei, sich an die Kraft Ihres eigenen Herzens zu erinnern und sie zu nutzen. Die Kraft und die Hoffnung, die Sie suchen, sind ebenfalls in Ihrem Inneren; sie müssen nur abgestaubt und hin und wieder geölt werden. Viele Menschen sind so sehr damit beschäftigt, sich um die Äußerlichkeiten im Leben zu kümmern, daß sie vergessen, sich um ihre eigenes mentales und emotionales Selbst zu kümmern. Dort sind Ihr wahrer Friede, Ihre Lebensqualität und Ihre Freude am Leben eingetragen. Es lohnt, sich um sich selbst (um das wahre Selbst) zu kümmern – das ist sogar äußerst kostengünstig. Ich versichere Ihnen aus ganzem Herzen: Praktizieren Sie einfach FREEZE-FRAME, die Übung, mit der Sie Ihre Herzintelligenz entdecken und nutzen können – und der Erfolg wird sich einstellen.

(Doc Childre)

Anmerkungen

Einführung

1 Paul J. Rosch: „Job Stress: America's Leading Adult Health Problem", in: *USA magazine*, Mai 1991
2 Der Arbeitsbericht 1992 der Vereinten Nationen, zitiert in: Jones und Bartlett: *Stress Management*, Boston: National Safety Council, 1995
3 Harvard School of Public Health (Hrsg.): *Global Burden of Disease and Injury*, 1996
4 Northwestern National Life (Umfrage)
5 Reuters Studie
6 *Time magazine*
7 Bruce McEwen, *Rockefeller University*, New York City
8 *Center for Corporate Health*, *Beth Israel Deaconness Medical Center*, *Harvard University*

Kapitel 1

1 Manche Informationen zur Physiologie in diesem Kapitel sind der Arbeit von Dr. Redford Williams, Leiter der Abteilung für Verhaltenswissenschaften an der *Duke University*, entnommen. Sein Buch *Anger Kills* (Times Books) erklärt die Streßreaktion ausführlicher.
2 T. Allison u. a., in: *Mayo Clinic Proceedings* 1995/70 (8)
3 *New England Journal of Medicine* 1998/338, S. 171–178

4 M. Mittleman u. a., in: *Circulation* 1995 / 92 (7)
5 L. Kubzansky u. a., in: *Circulation* 1997 / 95 (4)
6 R. Rosenman, in: *Integr Physiol Behav Sci* 1993 / 28 (1)
7 Bericht der Weltgesundheitsorganisation 1997
8 American Heart Association: *1998 Heart and Stroke Statistical Update*
9 Bericht der Weltgesundheitsorganisation 1997
10 Dr. Bruce Jonas u. a., in: *Archives of Family Medicine* 1997 / 6, S. 43–49
11 Eysenck, H. J.: „Personality, stress and cancer: prediction and prophylaxis", in: *Br J Med Psychol* 1988 / 61 (Pt 1), S. 57–75
12 Kawachi u. a., in: *Circulation* 1994 / 89 (5)

Kapitel 2 ohne Anmerkungen

Kapitel 3

1 *American Druggist*, Ausgabe vom Februar 1994
2 Armour, J. / Ardell, J. (Hrsg.): *Neurocardiology*, Oxford University Press: New York, NY, 1994
3 Tiller, W. / McCraty R. / Atkinson M.: „Cardiac coherence; A new non-invasive measure of autonomic system order", in: *Alternative Therapies* 1996 / 2 (1), S. 52–65
4 American Heart Association: *1998 Heart and Stroke Statistical Update*
5 Armour, J.: „Anatomy and function of the intrathoracic neurons regulating the mammalian heart", in: Zucker, I. / Gilmore, J.: *Reflex Control of the Circulation*, Boca Raton: CRC Press, 1991, S. 1–37

6 Barrios-Choplin, B./McCraty, R./Cryer, B.: „A new approach to reducing stress and improving physical and emotional well being at work", in: *Stress Medicine* 1997/13, S. 193–201

7 McCraty, R./Atkinson, M./Tiller, W. A. u. a.: „The effects of emotions on short term heart rate variability using power spectrum analysis", in: *American Journal of Cardiology* 1995/76, S. 1089–1093

8 Williams, R.: *Anger Kills*, New York: Times Books, 1993

9 Yeragani, V. K./Pohl, R./Balon, R. u. a.: „Heart rate variability in patients with major depression", in: *Psychiatry Research* 1991/37, S. 35–46

10 McCraty, R./Atkinson, M./Tomasino, D. u. a.: „The Electricity of Touch: Detection and measurement of cardiac energy exchange between people", in: *The Fifth Appalachian Conference on Neurobehavioral Dynamics: Brain and Values*, Radford VA: Lawrence Erlbaum Associates, Inc. Mahwah, New Jersey, 1996

11 Kerr, D. S./Campbell, L. W./Applegate, M. D. u. a.: „Chronic stress-induced acceleration of electrophysiologic and morphometric biomarkers of hippocampal aging", in: *Society of Neuroscience* 1991/11 (5), S. 1316–1317

12 McCraty, R./Barrios-Choplin, B./Rozman, D. u. a.: „New stress management program increases DHEA and reduces cortisol levels", in: *Integrative Physiological and Behavioral Science* 1998

13 Childre, D.: *Cut-Thru: How to Care without Becoming a Victim*, Boulder Creek, Kalifornien: Planetary Publications, 1996; deutsch: Kirchzarten bei Freiburg: VAK. Bei der erwähnten Musik handelt es sich um die MC/CD *Speed of Balance*; deutsch: Kirchzarten bei Freiburg: VAK

14 McCraty, R./Atkinson, M./Rein, G. u. a.: „Music en-

hances the effect of positive emotional states on salivary IgA“, in: *Stress Medicine* 1996 / 12, S. 167–175

15 McCraty, R. / Barrios-Choplin, B. / Atkinson, M. u. a.: „The effects of different types of music on mood, tension and mental clarity“, in: *Alternative Therapies in Health and Medicine* 1998 / 4 (1), S. 75–84

16 Rein, G. / McCraty, R. M. / Atkinson, M.: „Effects of positive and negative emotions on salivary IgA“, in: *Journal of Advancement in Medicine* 1995 / 8 (2), S. 87–105

17 Jandorf, L. / Deblinger, E. / Neale, J. u. a.: „Daily versus major life events as predictors of symptom frequency: a replication study“, in: *J General Psychol* 1986 / 113, S. 205–218

18 Zachariae, R. / Bjerring, P. / Zachariae, C.: „Monocyte chemotactic activity in sera after hypnotically induced emotional states“, in: *Scandinavian Journal of Immunology* 1991 / 34 (7), S. 1–9

19 Rozman, D. / Whitaker, R. / Beckman, T. u. a.: „A pilot intervention program which reduces psychological symptomatology in individuals with human immunodeficiency virus“, in: *Complementary Therapies in Medicine* 1996 / 4, S. 226–232

20 McClelland, D. C. / Ross, G. / Patel, V.: „The effect of an academic examination on salivary norepinephrine and immunoglobulin levels“, in: *Journal of Human Stress* 1985 / 11, S. 52–59

21 McClelland, D. / Jemmott, J.: „Power motivation, stress and physical illness“, in: *Journal of Human Stress* 1980 / 6, S. 6–15

22 Jemmot, J. / Borysenko, Z. / Borysenko, M. u. a.: „Academic stress, power motivation and decrease in secretion rate of salivary secretory immunoglobulin A“, in: *Lancet* 1983 / I, S. 1400–1402

23 McClelland, D. C. / Kirshnit, C.: „The effects of motivational arousal through films on salivary immunoglobulin A", in: *Psychological Health* 1988 / 2, S. 31–52

Kapitel 4 ohne Anmerkungen

Kapitel 5

1 *Heart Zones* ist eine CD / MC mit Instrumentalmusik von Doc Childre, die positive emotionale Zustände fördert. Diese wiederum wirken sich wohltuend auf das autonome Nerven- und das Immunsystem aus. Dieses Ergebnis ist in der Zeitschrift *Stress Medicine*, Bd. 12, S. 167–175 dokumentiert. Siehe auch im Anhang „Über den Autor".

Kapitel 6–8 ohne Anmerkungen

Kapitel 9

1 Berkman, L. F. / Leo-Summers, L. / Horwitz, R. I.: „Emotional support and survival after myocardial infarction: a prospective, population-based study of the elderly", in: *Annals of Internal Medicine* 1992 / 117 (12), S. 1003–1009

Kapitel 10

1 U.S. Department of Commerce Bureau of the Census (Hrsg.): *Pace Of Change*
2 *Children's Defense Fund 1994*
3 *Journal of American Medical Association*

Glossar

Autonomes [vegetatives] Nervensystem: Der Teil des Nervensystems, der die meisten unwillkürlichen Körperfunktionen reguliert, zum Beispiel die durchschnittliche Herzfrequenz, die Bewegungen des Magen-Darm-Trakts und die Sekretion vieler Drüsen. Er besteht aus zwei Ästen (dem Sympathikus und dem Parasympathikus) und reguliert über 90 % der Körperfunktionen. Das Herz, das Gehirn, das Immunsystem, das Hormonsystem, die Atmung und die Verdauungsorgane stehen alle über dieses Netz von Nerven in Verbindung.

Balance: Stabilität, das Gleichgewicht oder sogar die Gewichtsverteilung auf beiden Seiten einer vertikalen Achse. Bezeichnet auch die mentale oder emotionale Stabilität.

CUT-THRU: Eine Technik der Methode HEARTMATH – HERZ-INTELLIGENZ, die der Autor in anderen Büchern beschreibt (siehe „Über den Autor"); CUT-THRU bedeutet etwa „die Verbindung zum Gewohnten durchtrennen"; sprich: *Katt Sru:* (Anm. d. Vlg.).

DHEA: Ein Hormon der Nebennierenrinde, das oft als „Anti-Alterungs-Hormon" beschrieben wird. (Anm. d. Vlg.)

Einsicht: Die Fähigkeit, dem eigenen Wesen oder der zugrundeliegenden Wahrheit nachzuforschen und das wahre Wesen von etwas zu erfassen. Ein klares Verständnis; Bewußtheit.

Emotion: Ein intensives Gefühl. Zu ihr gehören eigene komplexe Reaktionen, die sich sowohl mental als auch emotional äußern (zum Beispiel Liebe, Freude, Sorge oder Ärger). Emotionale Energie ist an sich neutral; sie verbindet sich mit positiven oder negativen Gedanken und erzeugt so Emotionen.

Entrainment: Im weiteren Sinne im Buch gleichbedeutend mit Harmonie. Genauer genommen wird über die Methode HEARTMATH – HERZINTELLIGENZ eine Frequenzkopplung an die 0,1-Hertz-Frequenz der Herzfrequenzvariabilität erreicht. Das ergibt dann in der Tat eine Art Harmonie. Entrainment könnte jedoch auch auf unharmonische Frequenzen erfolgen. *Siehe auch Harmonie und Herz-Gehirn-Harmonie*. (Anm. d. Vlg.)

FREEZE-FRAME: Die zentrale Technik der Methode HEARTMATH – HERZINTELLIGENZ; FREEZE-FRAME bedeutet etwa „den gewohnten Rahmen einfrieren“; sprich: *Fri:z Freim* (Anm. d. Vlg.).

Frequenz: Zahl, die angibt, wie oft eine Handlung oder ein Ereignis sich in einer bestimmten Zeitspanne wiederholt. In der Physik bezeichnet Frequenz die Anzahl periodischer Oszillationen, Schwingungen oder Wellen pro Zeiteinheit; sie wird gewöhnlich in Zyklen pro Sekunde angegeben. Die menschliche Intelligenz bewegt sich in einer großen Bandbreite von Frequenzen.

Fürsorge: Eine innere Haltung oder ein Gefühl für wirklich empfundene Hilfsbereitschaft, ohne äußeren Auftrag und ohne besonders auf das Ergebnis erpicht zu sein. Aufrichtige Fürsorge wirkt auf den Gebenden und den Nehmenden gleichermaßen verjüngend.

Harmonie (Entrainment): Ein Phänomen, das überall in der Natur zu finden ist; es tritt auf, wenn Systeme oder

Organismen bei wiederkehrendem Verhalten in Einklang kommen und auf derselben Frequenz oder Phase schwingen (Frequenzkopplung). Ein bekanntes Beispiel ist die Synchronisation von zwei oder mehr Standuhren, die nebeneinanderstehen. Bei Menschen läßt sich die Harmonie (das Entrainment) der verschiedenen oszillierenden Körpersysteme mit der Hauptfrequenz des Herzrhythmus oft während positiver emotionaler Zustände feststellen. In diesem Zustand arbeitet der Organismus höchst effizient; außerdem wird der Zustand mit erhöhter Klarheit, Lebenskraft und innerem Frieden assoziiert. Harmonische Teams sind solche, die besser synchronisiert und effizienter sind und kohärent kommunizieren. *Siehe auch Entrainment und Herz-Gehirn-Harmonie.*

HEART LOCK-IN: Eine Technik der Methode HEARTMATH – HERZINTELLIGENZ, die in anderen Büchern des Autors beschrieben wird (siehe „Über den Autor"); HEART LOCK-IN bedeutet etwa „sich mit dem Herzen positiv einklinken"; sprich: *Ha:rt Lok In* (Anm. d. Vlg.).

HEARTMATH – HERZINTELLIGENZ: HEARTMATH sprich *Ha:rt Mœß* (Anm. d. Vlg.). *Siehe auch Herzintelligenz.*

HEARTSMARTS: Ein Seminar für Jugendliche, das von der Pädagogikabteilung des HeartMath-Instituts entwickelt wurde; ihm liegt die FREEZE-FRAME-Technik zugrunde. Nachzulesen ist diese Methode zum Beispiel in dem Buch von Doc Childre *The How to Book of Teen Self Discovery* (deutsch auch bei VAK; Anm. d. Vlg.).

Herz: Ein Hohlorgan in Wirbeltieren, das das Blut mittels rhythmischer Kontraktionsbewegungen im Körper kreisen läßt. Das Herz ist das zentrale und stärkste Kraftwerk des Körpers und ein rhythmischer Oszillator. Es ist ein komplexes, selbstorganisiertes, informationsverarbeitendes System mit einem eigenen ‚kleinen Gehirn', das ständig neuronale, hormonelle, rhythmische und druckbedingte Botschaften an das Gehirn sendet.

Herz-Gehirn-Harmonie (Entrainment): Ein Zustand, in dem die sehr niederfrequenten Gehirnwellen und der Herzrhythmus die gleiche Frequenz haben (in Harmonie sind). Dieses Phänomen wird mit einer deutlich veränderten Wahrnehmung und mit einer gesteigerten Intuition assoziiert. *Siehe auch Entrainment und Harmonie.*

Herz-Kreislauf-System: Dieses Körpersystem besteht aus dem Herz und den Blutgefäßen.

Herzfrequenzvariabilität *siehe Variabilität der Herzfrequenz (VHF).*

Herzintelligenz: Ein Begriff, der geprägt wurde, um die Vorstellung vom Herzen als ein intelligentes System zum Ausdruck zu bringen, das sowohl die Emotionen als auch die Gedanken ins Gleichgewicht und in Kohärenz bringen kann. *Siehe auch HEARTMATH – HERZINTELLIGENZ.*

Hormonsystem: Ein Hormon ist eine Substanz, die von lebenden Zellen produziert wird, in den Körpersäften zirkuliert und eine spezifische Wirkung auf die Aktivität von Zellen (oft fern von ihrem Ursprung) ausübt. Das Hormonsystem besteht aus den zahlreichen Hormonen, die im ganzen Körper wirken und deren Wirkungen ineinandergreifen. Sie regulieren viele Stoffwechselfunktionen, die Zellen, die Organe sowie die Gewebe, die sie produzieren.

„Hub"-Gruppen: In Amerika ist die Methode HEARTMATH – HERZINTELLIGENZ derart verbreitet, daß man Übungsgruppen organisiert; man nennt sie „Hubs". (Anm. d. Vlg.)

IgA: Immunglobulin A; ein Antikörper des Immunsystems und eine der ersten Verteidigungslinien des Körpers gegen

Erkältungen, grippale Infekte und Infektionen der Atem- und Harnwege. IgA kommt in unserem Speichel, in den Lungen, im Verdauungssystem und in den Harnwegen vor. Durch Messung der IgA-Konzentration kann man Streß nachweisen. (Anm. d. Vlg.)

Immunsystem: Ein integriertes Körpersystem aus Organen, Geweben, Zellen und Zellprodukten (wie Antikörper), das in unserem Körper zwischen „selbst" und „nicht selbst" unterscheidet und mögliche krankmachende Organismen oder Substanzen neutralisiert. Das ‚Immunsystem' eines Unternehmens beruht auf den grundlegenden Werten, die die persönliche Erfüllung und das persönliche Wohlbefinden fördern und die emotionalen ‚Viren' eliminieren, die die Effizienz und Kohärenz des Unternehmens durchdringen und zerstören können.

Inner Quality Management® (IQM): Auf der Basis wissenschaftlicher Forschung wurde vom HeartMath-Institut ein vielseitiges Übungsprogramm speziell für Firmen und Organisationen entwickelt. Es enthält Module für Selbstmanagement, kohärente Kommunikation, ein verbessertes Klima in den Unternehmen, strategisches Vorgehen und Erneuerung. (Dieser Ansatz wird in einem anderen Buch des Autors erläutert: *From Chaos to Coherence*; siehe „Über den Autor"; Anm. d. Vlg.)

Intuition: Die Intelligenz und das Verständnis, die die logischen, linearen kognitiven Prozesse ‚umgehen'. Die Fähigkeit des ‚unmittelbaren' Wissens, das quasi instinktiv, ohne bewußtes Nachdenken, genutzt werden kann. Man spricht auch von einem reinen, nicht angelernten Wissen aufgrund von Folgerungen mit einer schnellen und unmittelbaren Erkenntnis sowie von gesundem Menschenverstand.

Intuitive Intelligenz: Eine Art von Intelligenz, die sich von kognitiven Prozessen unterscheidet; sie entsteht, wenn man sich regelmäßig an seine Intuition wendet und nach ihr handelt. Die Forschung zeigt, daß die Fähigkeit des Menschen, den Herausforderungen des Lebens flexibel und mit Leichtigkeit zu begegnen, nicht nur auf Wissen, Logik oder Vernunft allein beruht, sondern auch die Fähigkeit mit einschließt, Entscheidungen intuitiv zu treffen. Die Forschungen am HeartMath-Institut (IHM) lassen vermuten, daß Menschen durch Schulung und Üben ein hohes Maß an einsatzbereiter intuitiver Intelligenz entwickeln können.

IQM *siehe Inner Quality Management®.*

Kohärenz: Eine logische Verbindung, innere Ordnung oder Harmonie zwischen den Bestandteilen eines Systems. Kohärenz kann auch die Tendenz zu mehr Ordnung im Informationsinhalt eines Systems oder den Informationsaustausch zwischen Systemen ausdrücken. In der Physik werden zwei oder mehr Wellenformen dann als kohärent bezeichnet, wenn sie phasengleich sind, so daß ihre Energie sich ergänzt. Auch eine einzelne Wellenform kann kohärent sein; dann bezeichnet Kohärenz eine geordnete oder regelmäßige Verteilung der Energie. Seit kurzem interessiert sich die Wissenschaft stärker für die Kohärenz in lebenden Systemen. Wenn ein System kohärent ist, geht effektiv keine Energie verloren, weil die Teile synchron wirken. In Unternehmen äußert sich Kohärenz in neuen Dimensionen von Kreativität, Kooperation, Produktivität und Qualität auf allen Ebenen.

Kohärenz des Herzens: Ein Zustand der Herzfunktion, in der der Herzrhythmus und die elektrischen Signale äußerst regelmäßig sind. Forschungen am HeartMath-Institut haben gezeigt, daß positive Emotionen wie Liebe, Fürsorge und Wertschätzung die Kohärenz des Herzrhythmus verbessern. Bei einem kohärenten Herzrhythmus sind, wie sich gezeigt hat, die Muster der Gehirnwellen mit der Variabilität der Herzfrequenz in Harmonie; das Gleichgewicht des Nervensystems und die Immunfunktion werden verbessert; die Körperfunktionen laufen harmonischer und effizienter ab.

Kortex: Der am höchsten entwickelte Bereich des Gehirns, der alle menschlichen Fähigkeiten höherer Ordnung steuert; darunter fallen Sprache, Kreativität und Problemlösung. Die Großhirnrinde entwickelt, wie andere Gehirnzentren auch, das ganze Leben lang ständig neue neuronale Schaltkreise oder Netzwerke.

Kortikale Hemmung: Eine Abnahme der Synchronisation oder Reduktion der Kortex-Aktivität, die, so wird vermutet, von einem fehlerhaften Herzrhythmus herrührt und daraus resultierenden Nervensignalen, die bei Streß und negativen emotionalen Zuständen vom Herz an das Gehirn gesandt werden. Dies kann sich in der mangelnden Fähigkeit, Entscheidungen zu treffen, äußern, was zu unangebrachten oder kurzsichtigen Entscheidungen, ineffektiver oder impulsiver Kommunikation und einer mangelnden körperlichen Koordination führen kann.

Kortisol: Ein Hormon, das in Streßsituationen von den Nebennieren gebildet wird, bekannt als „das Streßhormon". Zu viel Kortisol schadet dem Körper in vielerlei Hinsicht und kann Gehirnzellen im Hippokampus (einem Bereich des Gehirns, der mit Lernen und Gedächtnis assoziiert wird) zerstören.

Nervensystem: Das System von Zellen, Geweben und Organen, das die Reaktionen des Körpers auf innere und äußere

Reize koordiniert und reguliert. Bei Wirbeltieren besteht das Nervensystem aus Gehirn, Rückenmark, Nerven, Ganglien und Nervenzentren im Rezeptor und in den Erfolgsorganen.

Neuron: Jede Zelle des Nervensystems, die aus einem Zellkörper mit Zellkern mit einem oder mehr Dendriten sowie einem einzelnen Axon besteht. Neuronen sind die kleinste strukturelle und funktionelle Einheit des Nervengewebes.

Neuronale Schaltkreise: Nervenverbindungen, die zwischen miteinander in Verbindung stehenden Neuronen im Gehirn und Körper bestehen und über die spezifische Informationen verarbeitet werden. Die Forschung hat gezeigt, daß sich viele dieser Nervenverbindungen in der frühen Kindheit bilden und auf unseren Erfahrungen und der Art der Stimulation, die wir erhalten, beruhen. Ebenso können selbst im späteren Leben unterschiedliche neuronale Schaltkreise entweder verstärkt werden oder verkümmern, je nachdem, wie häufig wir sie nutzen. Bestimmte Schaltkreise bilden sich aufgrund wiederholten Verhaltens und werden dadurch auch verstärkt. So können sowohl körperliche als auch emotionale Reaktionen in unserem System „verdrahtet" und automatisch werden.

Neutral: In der Physik: eine elektrische Ladung von Null. Bei Maschinen: eine Position, in der die Gänge ausgekuppelt sind. Bei Menschen: ein Zustand, in dem wir uns bewußt von unseren automatischen mentalen und emotionalen Reaktionen auf eine Situation oder ein Problem gelöst haben, um unsere Sichtweise zu erweitern.

Parasympathikus: Der Ast des autonomen (vegetativen) Nervensystems, der die Körperfunktionen verlangsamt oder entspannt. Dieser Teil des Nervensystems ist mit den Bremsen eines Autos vergleichbar. Viele bekannte Krankheiten und Störungen stehen mit einer eingeschränkten Funktion des Parasympathikus in Verbindung.

Streß: Druck, Anstrengung oder ein Gefühl innerer Aufruhr aufgrund unserer Wahrnehmung oder Reaktion auf Ereignisse oder Zustände. Ein Zustand negativer emotionaler Erregung, der gewöhnlich mit Gefühlen des Unbehagens oder der Angst verbunden ist, die wir den Umständen oder der Situation zuschreiben.

Sympathikus: Der Ast des autonomen (vegetativen) Nervensystems, der die Körperfunktionen beschleunigt, der uns auf Bewegung und Handeln vorbereitet. Die Kampf-Flucht-Reaktion auf Streß aktiviert den Sympathikus, sorgt für eine Kontraktion der Blutgefäße, ein Steigen der Herzfrequenz und für viele andere körperliche Reaktionen. Dieser Teil des Nervensystems ist mit dem Gaspedal eines Autos vergleichbar.

Überbesorgtheit: Das Ergebnis, wenn Fürsorge bis zu einem ineffizienten Extrem übertrieben wird und die Schwelle zu Angst und Sorge überschreitet. Überbesorgtheit ist eines der größten Hindernisse für die Lebendigkeit von Personen und Unternehmen. Überbesorgtheit wird oft so selbstverständlich, daß betroffene Menschen gar nicht wissen, daß sie sie erleben, weil sie sich als Sorge darstellt. Wenn Menschen lernen, sie zu identifizieren und die Ursachen in ihrer Persönlichkeit zu beheben, dann hört der Verlust an Energie und Effizienz auf – sowohl im persönlichen Leben wie auch in Unternehmen.

Umschalten (Time shift): Wird hier verwendet, um die Zeit zu beschreiben, die wir sparen, wenn wir uns von einer ineffizienten mentalen oder emotionalen Reaktion lösen und eine effektivere Wahl treffen können. Umschalten stoppt eine Kettenreaktion, in der Zeit und Energie vergeudet werden, und katapultiert Menschen in einen neuen Bereich des Zeitmanagements, in dem mehr Energie, Effizienz und Erfüllung gegeben sind.

Variabilität der Herzfrequenz (VHF): Die üblichen Schwankungen der Herzfrequenz von Schlag zu Schlag. Die Analyse der VHF ist ein wichtiges Mittel, um die Funktion und das Gleichgewicht des autonomen Nervensystems zu beurteilen. Die VHF ist ein maßgeblicher Indikator für den Alterungsprozeß, die Gesundheit des Herzens und die Gesundheit allgemein.

Wahrnehmung: Der Akt oder die Fähigkeit, mittels der Sinne zu erfassen; die Art, wie jemand eine Situation oder ein Ereignis betrachtet. Wie wir ein Ereignis oder ein Problem wahrnehmen, hängt davon ab, wie wir darüber denken, was wir fühlen und wie wir darauf reagieren. Unser Grad an Bewußtheit bestimmt unsere anfängliche Wahrnehmung eines Ereignisses und unsere Fähigkeit, verfügbaren Daten einen Sinn zu verleihen. Die Forschung zeigt, daß sich unsere Wahrnehmung von Situationen oft erheblich ändern kann; neue Möglichkeiten und Betrachtungsweisen werden möglich, wenn Logik, Verstand und Intellekt harmonisch mit der intuitiven Intelligenz des Herzens verbunden sind.

Wertschätzung: Eine aktive emotionale Haltung, in der man die Qualität oder Bedeutung dessen, wofür man dankbar ist, deutlich wahrnimmt oder erkennt. Wertschätzung verbessert das physiologische Gleichgewicht. Dies läßt sich an der Funktion des Herz-Kreislauf- und des Immunsystems messen.

Zelle: Die kleinste strukturelle Einheit eines Organismus, die unabhängig funktionieren kann. Eine komplexe Einheit von Protoplasma, gewöhnlich mit einem Kern, Zytoplasma und einer sie umgebenden Membran.

Über den Autor

Doc Childre ist Autor, Komponist und Pionier im Bereich Selbststärkung und Streßmanagement. Er gründete 1990 das Institut für HeartMath (IHM) im kalifornischen Boulder Creek. Im IHM wurde das HEARTMATH®-System entwickelt; es will in einem einfachen, allgemein zugänglichen Rahmen benutzerfreundliche Möglichkeiten anbieten, mit denen Einzelpersonen und Unternehmen augenblicklich Streß lindern und ein größeres Maß an Klarheit und Zielstrebigkeit erreichen können.

Das IHM bietet eine Vielzahl von Schulungsprogrammen für Firmen, für Bildungsorganisationen sowie für Menschen, die in Heil- und Pflegeberufen, in der Verwaltung und in kirchlichen Gruppen tätig sind.

Doc Childre hat weitere Materialien entwickelt, mit denen Sie das Gelernte festigen und Ihre Erfahrungen der Herzintelligenz vertiefen können, nachdem Sie *Die Herzintelligenz entdecken. Das Sofortprogramm in fünf Schritten* gelesen haben:

- *Heart Zones. Musik zur Förderung der Herzintelligenz*
  Dies ist eine besondere Designerinstrumentalmusik, die Doc Childre entwickelte, um das Gleichgewicht des autonomen Nervensystems und die Kommunikation zwischen Herz und Gehirn zu verbessern. Die Musik kann als Hintergrundmusik bei jeder Gelegenheit gehört werden, unter-

stützt aber auch das Üben des Freeze-Frame-Fünfschritts. Erhältlich als MC oder CD (deutsch bei VAK – über den Buchhandel).

- *Forschungsberichte zur HerzIntelligenz-Methode*
  Die Methode wird seit Jahren wissenschaftlich begleitet. Interessierte können die Forschungsberichte direkt beim VAK-Verlag bestellen.
- *Die Herzintelligenz entdecken. Das Sofortprogramm bei Streß. Das Basisprogramm*
  Dieses Basisprogramm umfaßt das Buch *Die Herzintelligenz entdecken*, die MC *Heart Zones* und das *Arbeitsheft* zum Üben der Freeze-Frame-Technik. Es ist als Set gedacht für Menschen, die intensiv einsteigen wollen. (Das Set gibt es direkt beim VAK-Verlag.)

Bitte informieren Sie sich beim Verlag über weitere Bücher und Materialien der Reihe HeartMath – HerzIntelligenz. Einen kostenlosen Gesamtprospekt erhalten Sie über:

VAK Verlags GmbH
Eschbachstraße 5
79199 Kirchzarten bei Freiburg
Fax: 07661 / 987–199

Über weitere englischsprachigen Bücher und Informationen sowie über Fortbildungsmöglichkeiten (ebenfalls englischsprachig) informieren Sie sich bitte direkt beim amerikanischen Originalverlag Planetary oder beim HeartMath-Institut. Infos über:

http: / /www.heartmath.org
http: / /www.heartmath.com
http: / /www.planetarypub.com

Weitere Bücher von Doc Childre (viele erscheinen fortlaufend deutsch bei VAK)

- *Cut-Thru: How to Care Without Becoming a Victim*
  CUT-THRU ist eine weitere HEARTMATH-Methode. Sie hat zum Ziel, unsere Gedanken- und Gefühlswelt emotional in den Griff zu bekommen. Zu dem Buch gibt es die MC/CD *Speed of Balance* sowie ein Basisprogramm (Buch, MC und Begleitheft zum Üben).
- *From Chaos to Coherence* (zusammen mit Bruce Cryer)
  Ein Buch zum Anwenden der HEARTMATH – HERZINTELLIGENZ-Methode im Berufsleben.
- *Self Empowerment: The Heart Approach to Stress Management*
  Die HEARTMATH-Methoden werden hier auf das Selbstmanagement angewendet.
- *Teaching Children to Love: 80 Games and Fun Activities*
  Ein Buch, das Anregungen gibt, HEARTMATH mit Kindern anzuwenden.
- *A Parenting Manual: Heart Hope for the Family*
  Die Herzintelligenz in der Familie entdecken – wie das geht, erfahren Eltern in diesem Buch.
- *The How to Book of Teen Self Discovery: Helping Teens Find Balance, Security and Esteem*
  Teenager haben ganz besondere Bedürfnisse. Das HeartMath-Institut hat in seiner Pädagogikabteilung eine Methode entwickelt, die Herzintelligenz auch für Teenager zugänglich zu machen.

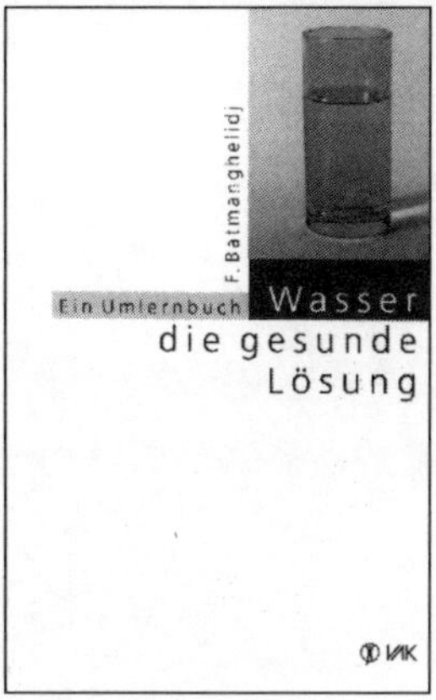

F. Batmanghelidj:

Wasser – die gesunde Lösung

Ein Umlernbuch

Wasser ist überall und im Überfluß vorhanden – und doch leiden wir Mangel daran! Wie es zu dieser scheinbar paradoxen Situation kommt, erläutert der Arzt und Forscher F. Batmanghelidj in dieser ersten ausführlichen Darstellung seiner neuen Präventions- und Heilmethode.

Die Quintessenz seiner jahrelangen Forschungen: Krankheiten sind nicht das Ergebnis einer fehlerhaften Zusammensetzung von Stoffwechselregulatoren, sondern Durstsignale des Körpers. Und sie sind daher mit einer einfachen und äußerst wirkungsvollen „Medizin" zu behandeln: mit Wasser und nichts weiter als reinem Wasser!

7. Aufl. 1999, 182 Seiten, 14 Abbildungen, Paperback (13 x 20,5 cm), 29,80 DM / 27,50 sFr / 218,– öS, ISBN 3-924077-83-5

Eric N. Franklin:

Befreite Körper

Das Handbuch zur imaginativen Bewegungspädagogik

Die persönliche Haltung und Beweglichkeit verbessern und Verspannungen lösen – das bringt der Autor (Tänzer und „Tanzmediziner") humorvoll und leicht nachvollziehbar nahe. Befreite Körper ist geschreiben für: Körpertherapeuten, Tänzer und alle, die sich leichter bewegen möchten.

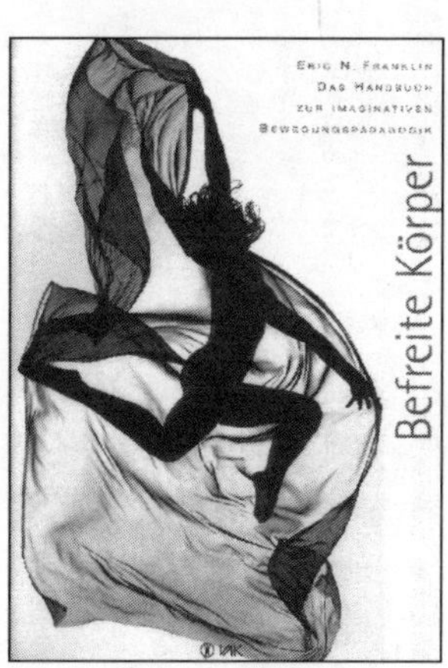

1. Aufl. 1999, 341 S., 197 Abb., Paperb. mit Fadenheftung (21 x 30 cm), 58,– DM/52,50 sFr/423,– öS, ISBN 3-932098-26-9

Das ***IAK Institut für Angewandte Kinesiologie GmbH, Freiburg,*** *veranstaltet laufend Kurse in Touch For Health (Gesund durch Berühren), in Edu-Kinestetik, in Entwicklungskinesiologie und in vielen anderen Bereichen der Angewandten Kinesiologie. Dank enger persönlicher Kontakte zu den Pionieren der AK ist das Institut in der Lage, ständig die neuesten Entwicklungen auf diesem Gebiet zu präsentieren.*

Außerdem fördert das Institut die Verbreitung der Angewandten Kinesiologie im deutschsprachigen Raum durch Literaturempfehlungen und Adressenvermittlung.

Wer an der Arbeit des Instituts interessiert ist, kann kostenlose Unterlagen anfordern bei (bitte mit 3,– DM frankierten Rückumschlag beilegen):

IAK Institut für Angewandte Kinesiologie GmbH, Freiburg

Eschbachstraße 5, D-79199 Kirchzarten, Telefon 076 61-98 71 0, Telefax 076 61-98 71 49

Doc Childre:

Heart Zones

Musik zur Förderung der Herzintelligenz
Reihe: HeartMath – HerzIntelligenz

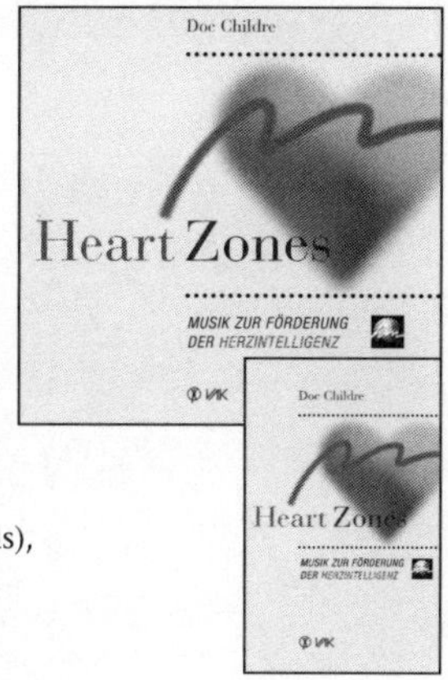

Das *Institute of HeartMath* hat jahrelang Untersuchungen der Gehirnwellen (EEG), des Elektrokardiogramms des Herzens (EKG), des Hautwiderstandes, der Körpertemperatur, der Atmung und des Blutdrucks bei Menschen vorgenommen, während sie Musik hörten. Die effektivste Kombination aus Tönen, Rhythmen und Zusammenklängen wurde zur Grundlage der Komposition von *Heart Zones. Die Musik zur Förderung der Herzintelligenz.*

Musik: Howard Martin (Perc.), Spieldauer 33:45 Minuten.

CD mit Booklet, ca. 29,80 DM/27,50 sFr/220,50 öS (empf. Ladenpreis), ISBN 3-932098-52-8

MC, ca. 19,80 DM/19,– sFr/146,50 öS (empf. Ladenpreis), ISBN 3-932098-60-9

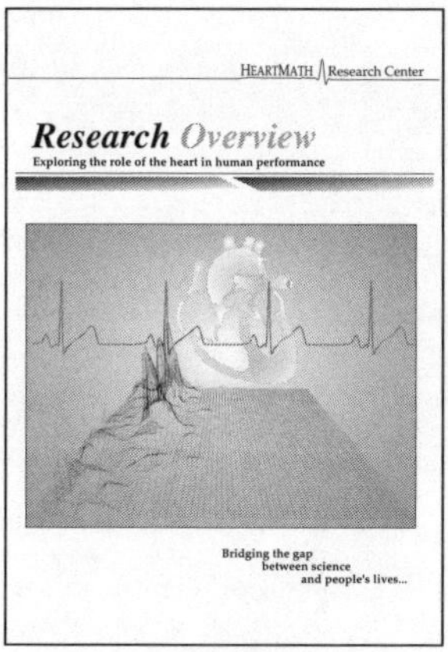

Institute of HeartMath (Hrsg.):

Forschungsberichte zur HerzIntelligenz-Methode

Das *Institute of HeartMath* (IHM) ist eine innovative gemeinnützige Organisation. Ihr Gründer, Doc Childre, hat die Herzintelligenz neu entdeckt – jene Intelligenz, die in der heutigen Zeit häufig zu wenig beachtet wird und in der ein ungeheures Potential schlummert. Die Methoden des IHM helfen, Streß zu lindern und auf höhere Ebenen des persönlichen Gleichgewichts, der Kreativität und intuitiven Einsicht vorzudringen. Diese Broschüre dient dazu, anschaulich die Forschungen des IHM rund um die Methode HEARTMATH – HERZINTELLIGENZ darzustellen.

53 Seiten, 35 Abb., 21 x 30 cm, 22,– DM/20,– sFr/161,– öS

Zu beziehen nur direkt bei der VAK Verlags GmbH, Eschbachstr. 5, 79199 Kirchzarten, Fax 0 76 61/98 71 99

Andrew Matthews:

Tu, was dir am Herzen liegt

„Bei dem Versuch, es allen recht zu machen, können Sie sich völlig verausgaben, und am Ende mögen die anderen Sie doch nicht, und Sie wissen nicht mehr, wer Sie eigentlich sind. Letztendlich können Sie sich nur auf Ihre innere Stimme verlassen – mit anderen Worten: Gehen Sie Ihrem Herzen nach!"

(Andrew Matthews)

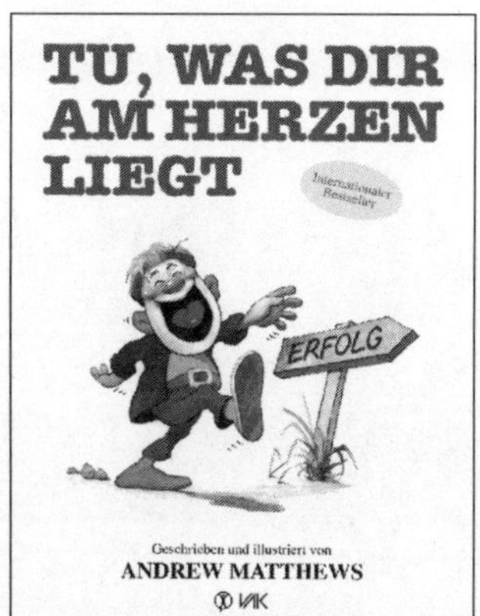

1. Aufl. 1999, 148 S., 77 Illustrationen des Autors, Paperback (18 x 24,5 cm), 29,80 DM/27,50 sFr/218,– öS, ISBN 3-932098-39-0